"十四五"国家重点出版物出版规划项目·重大出版工程

中国学科及前沿领域2035发展战略丛书

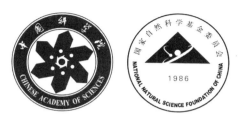

学术引领系列

国家科学思想库

中国再生生物医学 2035发展战略

"中国学科及前沿领域发展战略研究（2021—2035）"项目组

科学出版社

北 京

内 容 简 介

再生生物医学是生命科学和医学研究的前沿与制高点，是未来科学与技术发展的战略必争领域。《中国再生生物医学2035发展战略》着眼于重大科技变革中的再生生物医学和中国的实际情况，扼要介绍了再生生物医学在促进科技创新、人民健康、新兴产业发展等方面的科学意义和战略价值，以多元和动态的视角梳理了再生生物医学领域的发展态势，深刻剖析了影响学科和领域发展的结构性、机制性、机遇性因素。结合我国在该领域的重大需求和创新基础，提出领域发展建议。本书由活跃在科研和管理一线的再生生物医学专家，结合工作实际及思考编写，希望能为促进我国生命科学、生物技术、医疗变革和健康产业等方面的发展提供思路。

本书为相关领域战略与管理专家、科技工作者、企业研发人员及高校师生提供了研究指引，为科研管理部门提供了决策参考，也是社会公众了解再生生物医学发展现状及趋势的重要读本。

图书在版编目（CIP）数据

中国再生生物医学2035发展战略／"中国学科及前沿领域发展战略研究（2021—2035）"项目组编 . —北京：科学出版社，2023.5
（中国学科及前沿领域2035发展战略丛书）
ISBN 978-7-03-075531-5

Ⅰ. ①中… Ⅱ. ①中… Ⅲ. ①再生－生物医学工程－发展战略－研究－中国 Ⅳ. ① R318

中国国家版本馆 CIP 数据核字（2023）第 084502 号

丛书策划：侯俊琳　朱萍萍
责任编辑：刘红晋　/　责任校对：韩　杨
责任印制：师艳茹　/　封面设计：有道文化

科学出版社 出版
北京东黄城根北街 16 号
邮政编码：100717
http://www.sciencep.com
中国科学院印刷厂 印刷
科学出版社发行　各地新华书店经销

*

2023年5月第　一　版　　开本：720×1000　1/16
2023年5月第一次印刷　　印张：16
字数：200 000

定价：108.00元

（如有印装质量问题，我社负责调换）

"中国学科及前沿领域发展战略研究（2021—2035）"

联合领导小组

组　长　常　进　李静海

副组长　包信和　韩　宇

成　员　高鸿钧　张　涛　裴　钢　朱日祥　郭　雷

　　　　　杨　卫　王笃金　杨永峰　王　岩　姚玉鹏

　　　　　董国轩　杨俊林　徐岩英　于　晟　王岐东

　　　　　刘　克　刘作仪　孙瑞娟　陈拥军

联合工作组

组　长　杨永峰　姚玉鹏

成　员　范英杰　孙　粒　刘益宏　王佳佳　马　强

　　　　　马新勇　王　勇　缪　航　彭晴晴

《中国再生生物医学2035发展战略》

编 写 组

组 长 周 琪

成 员 （按姓氏拼音排序）

陈阳灿 顾 奇 郭 帆 海 棠 郝 捷

胡宝洋 焦建伟 李静宜 李 伟 刘长梅

刘光慧 吕赫喆 毛伊幻 彭耀进 曲 静

宋默识 王红梅 王 柳 魏 妥 吴 骏

许嘉宁 杨 维 翟晶磊 张 映 赵同标

总　序

　　党的二十大胜利召开，吹响了以中国式现代化全面推进中华民族伟大复兴的前进号角。习近平总书记强调"教育、科技、人才是全面建设社会主义现代化国家的基础性、战略性支撑"[①]，明确要求到 2035 年要建成教育强国、科技强国、人才强国。新时代新征程对科技界提出了更高的要求。当前，世界科学技术发展日新月异，不断开辟新的认知疆域，并成为带动经济社会发展的核心变量，新一轮科技革命和产业变革正处于蓄势跃迁、快速迭代的关键阶段。开展面向 2035 年的中国学科及前沿领域发展战略研究，紧扣国家战略需求，研判科技发展大势，擘画战略、锚定方向，找准学科发展路径与方向，找准科技创新的主攻方向和突破口，对于实现全面建成社会主义现代化"两步走"战略目标具有重要意义。

　　当前，应对全球性重大挑战和转变科学研究范式是当代科学的时代特征之一。为此，各国政府不断调整和完善科技创新战略与政策，强化战略科技力量部署，支持科技前沿态势研判，加强重点领域研发投入，并积极培育战略新兴产业，从而保证国际竞争实力。

　　擘画战略、锚定方向是抢抓科技革命先机的必然之策。当前，新一轮科技革命蓬勃兴起，科学发展呈现相互渗透和重新会聚的趋

[①]　习近平. 高举中国特色社会主义伟大旗帜 为全面建设社会主义现代化国家而团结奋斗——在中国共产党第二十次全国代表大会上的报告. 北京：人民出版社，2022：33.

势，在科学逐渐分化与系统持续整合的反复过程中，新的学科增长点不断产生，并且衍生出一系列新兴交叉学科和前沿领域。随着知识生产的不断积累和新兴交叉学科的相继涌现，学科体系和布局也在动态调整，构建符合知识体系逻辑结构并促进知识与应用融通的协调可持续发展的学科体系尤为重要。

擘画战略、锚定方向是我国科技事业不断取得历史性成就的成功经验。科技创新一直是党和国家治国理政的核心内容。特别是党的十八大以来，以习近平同志为核心的党中央明确了我国建成世界科技强国的"三步走"路线图，实施了《国家创新驱动发展战略纲要》，持续加强原始创新，并将着力点放在解决关键核心技术背后的科学问题上。习近平总书记深刻指出："基础研究是整个科学体系的源头。要瞄准世界科技前沿，抓住大趋势，下好'先手棋'，打好基础、储备长远，甘于坐冷板凳，勇于做栽树人、挖井人，实现前瞻性基础研究、引领性原创成果重大突破，夯实世界科技强国建设的根基。"①

作为国家在科学技术方面最高咨询机构的中国科学院（简称中科院）和国家支持基础研究主渠道的国家自然科学基金委员会（简称自然科学基金委），在夯实学科基础、加强学科建设、引领科学研究发展方面担负着重要的责任。早在新中国成立初期，中科院学部即组织全国有关专家研究编制了《1956—1967年科学技术发展远景规划》。该规划的实施，实现了"两弹一星"研制等一系列重大突破，为新中国逐步形成科学技术研究体系奠定了基础。自然科学基金委自成立以来，通过学科发展战略研究，服务于科学基金的资助与管理，不断夯实国家知识基础，增进基础研究面向国家需求的能力。2009年，自然科学基金委和中科院联合启动了"2011—2020年中国学科发展

---

① 习近平. 努力成为世界主要科学中心和创新高地 [EB/OL]. (2021-03-15). http://www.qstheory.cn/dukan/qs/2021-03/15/c_1127209130.htm[2022-03-22].

战略研究"。2012 年，双方形成联合开展学科发展战略研究的常态化机制，持续研判科技发展态势，为我国科技创新领域的方向选择提供科学思想、路径选择和跨越的蓝图。

联合开展"中国学科及前沿领域发展战略研究（2021—2035）"，是中科院和自然科学基金委落实新时代"两步走"战略的具体实践。我们面向 2035 年国家发展目标，结合科技发展新特征，进行了系统设计，从三个方面组织研究工作：一是总论研究，对面向 2035 年的中国学科及前沿领域发展进行了概括和论述，内容包括学科的历史演进及其发展的驱动力、前沿领域的发展特征及其与社会的关联、学科与前沿领域的区别和联系、世界科学发展的整体态势，并汇总了各个学科及前沿领域的发展趋势、关键科学问题和重点方向；二是自然科学基础学科研究，主要针对科学基金资助体系中的重点学科开展战略研究，内容包括学科的科学意义与战略价值、发展规律与研究特点、发展现状与发展态势、发展思路与发展方向、资助机制与政策建议等；三是前沿领域研究，针对尚未形成学科规模、不具备明确学科属性的前沿交叉、新兴和关键核心技术领域开展战略研究，内容包括相关领域的战略价值、关键科学问题与核心技术问题、我国在相关领域的研究基础与条件、我国在相关领域的发展思路与政策建议等。

三年多来，400 多位院士、3000 多位专家，围绕总论、数学等18 个学科和量子物质与应用等 19 个前沿领域问题，坚持突出前瞻布局、补齐发展短板、坚定创新自信、统筹分工协作的原则，开展了深入全面的战略研究工作，取得了一批重要成果，也形成了共识性结论。一是国家战略需求和技术要素成为当前学科及前沿领域发展的主要驱动力之一。有组织的科学研究及源于技术的广泛带动效应，实质化地推动了学科前沿的演进，夯实了科技发展的基础，促进了人才的培养，并衍生出更多新的学科生长点。二是学科及前沿领域的发展促进深层次交叉融通。学科及前沿领域的发展越来越呈现出多学科相互渗透的发展态势。某一类学科领域采用的研究策略和技术体系所产生的基础理论与方法论成果，可以作为共同的知识基础适用于不同学科领域的多个研究方向。三是科研范式正在经历深刻变革。解决系统性复杂问题成为当前科学发展的主要目标，导致相应的研究内容、方法和范畴等的改变，形成科学研究的多层次、多尺度、动态化的基本特征。数据驱动的科研模式有力地推动了新时代科研范式的变革。四是科学与社会的互动更加密切。发展学科及前沿领域愈加重要，与此同时，"互联网 +"正在改变科学交流生态，并且重塑了科学的边界，开放获取、开放科学、公众科学等都使得越来越多的非专业人士有机会参与到科学活动中来。

"中国学科及前沿领域发展战略研究（2021—2035）"系列成果以"中国学科及前沿领域 2035 发展战略丛书"的形式出版，纳入"国家科学思想库－学术引领系列"陆续出版。希望本丛书的出版，能够为科技界、产业界的专家学者和技术人员提供研究指引，为科研管理部门提供决策参考，为科学基金深化改革、"十四五"发展规划实施、国家科学政策制定提供有力支撑。

在本丛书即将付梓之际，我们衷心感谢为学科及前沿领域发展战略研究付出心血的院士专家，感谢在咨询、审读和管理支撑服务方面付出辛劳的同志，感谢参与项目组织和管理工作的中科院学部的丁仲礼、秦大河、王恩哥、朱道本、陈宜瑜、傅伯杰、李树深、李婷、苏荣辉、石兵、李鹏飞、钱莹洁、薛淮、冯霞，自然科学基金委的王长锐、韩智勇、邹立尧、冯雪莲、黎明、张兆田、杨列勋、高阵雨。学科及前沿领域发展战略研究是一项长期、系统的工作，对学科及前沿领域发展趋势的研判，对关键科学问题的凝练，对发展思路及方向的把握，对战略布局的谋划等，都需要一个不断深化、积累、完善的过程。我们由衷地希望更多院士专家参与到未来的学科及前沿领域发展战略研究中来，汇聚专家智慧，不断提升凝练科学问题的能力，为推动科研范式变革，促进基础研究高质量发展，把科技的命脉牢牢掌握在自己手中，服务支撑我国高水平科技自立自强和建设世界科技强国夯实根基做出更大贡献。

"中国学科及前沿领域发展战略研究（2021—2035）"
联合领导小组
2023 年 3 月

前　　言

　　"再生"（regeneration）是指机体修复、替换受损或缺失组织、器官，恢复结构和功能。传统的再生生物学主要研究创伤受损的组织器官生理性修复及功能重建。自 19 世纪 60 年代以来，干细胞领域不断取得重要突破，包括干细胞的发现及其培养、分化以及储存技术的建立，以及体细胞重编程和转分化体系的确立等，赋予了再生生物学新的视角和发展方向。随着基因编辑、生物材料、3D 打印、人工智能等多个领域的发展，细胞治疗、基因治疗、器官再造等新兴领域逐渐出现，再生研究的内涵与外延不断扩大，形成了包含原位再生、细胞替代治疗、器官制造与移植治疗等在内的，生物学与医学深度交叉融合的系统学科，即再生生物医学（regenerative biomedicine）。目前，该学科主要以干细胞研究和应用为基础，以组织器官的修复与重建为目标，综合利用生命科学、材料科学、计算机科学和工程学等学科的原理与方法，在基因、细胞、组织、器官等不同层面，研究和开发组织和器官修复改造技术和医学手段。

　　回溯人类发展历程，每一次科技变革都极大地提升了社会生产力并推动了人类文明的进程，并影响着国家的发展和国际格局的演变。再生生物医学是前沿学科技术的交叉融合，有望引领新一轮科技、产业甚至社会的变革，是战略必争领域。再生生物医学和基因编辑等领域代表了生命科学新的变革方向。《"健康中国2030"规划纲要》将"干细胞与再生医学"作为重大科技项目列入规划纲要，国家重点研发计划中设立了"干细胞及转化研究"和"生物医用材料研发与组织器官修复替代"两个专项。进入"十四五"，我国又启动了国家重点研发计划"干细胞研究与器官修复"，进一步围绕干细胞发育与器官再生关键科学问题，开展器官再生调控药物等前沿探索。北京、上海等地方"十四五"规划中也相继将再生生物医学领域作为重点发展领域。各层面对再生生物医学领域的重视和统筹规划，为巩固领域优势、推动产业发展、抢占国际制高点奠定了重要基础。

实现高水平科技自立自强，建设世界科技强国，是新时代的使命，也是通向未来新征程的必然路径。在这一伟大的事业中，再生生物医学领域创新维艰，需要目标清晰，奋斗以成。2020年，国家自然科学基金委员会和中国科学院启动再生生物医学前沿领域发展战略研究，召集业内专家、学者，从再生生物医学发展事实现状出发，深入思考未来再生生物医学领域重要需求，关注交叉学科和国际发展势态，开启本书编纂工作。

本书凝聚了多位专家学者的智慧和努力，对再生生物医学各领域研究内容进行了全面阐述，对国内外再生生物医学的发展现状及趋势进行了系统梳理、总结，提出我国再生生物医学未来的发展方向，为我国再生生物医学的发展提供了有价值的思考和政策建议。本书包括再生生物医学研究的科学意义与战略价值、我国再生生物医学研究及产业发展概况、再生生物医学研究的领域热点、我国再生生物医学的优先方向及战略重点和我国再生生物医学领域发展的政策建议五个章节。

感谢为本书编写辛苦付出的各位专家同人。书中若有疏漏、谬误或值得商榷的地方，恳请批评指正！

本书编写组

2022年12月

摘　　要

　　再生生物医学是生命科学和医学研究的前沿与制高点，是未来科学与技术发展的战略必争领域。进入 21 世纪，科技发展日新月异，干细胞、基因编辑、生物合成等颠覆性技术不断突破，并与信息、人工智能等学科交叉融合，革命性地改变了再生生物医学的研究范式，并将带来生命健康领域的产业变革。同时，我国正处于经济和社会发展的重要转型期，多种挑战叠加。加强再生生物医学布局，对积极应对老龄化、提升健康水平、推动经济发展和社会进步具有重要战略意义。

　　再生生物医学领域发展如火如荼，在退行性病变、脑卒中、糖尿病等重大疾病及多种罕见病治疗领域已逐步显现出优势，国际竞争日趋激烈。以干细胞和组织工程两个领域为例，2011～2021 年，全球再生生物医学领域发表论文近 50 万篇，文章数量年均增长率约 10%；申请专利 5 万余件，近年增长率约 15%。从政策方面来看，美国早在 20 世纪 90 年代初就高度关注，已于 2017 年发布再生生物医学产品研发和监督综合性政策框架。欧盟 2007 年颁布了《先进技术治疗医学产品法规》，于 2017 年将组织工程、细胞治疗、基因治疗产品纳入先进技术治疗医学产品生产质量管理规范指南。日本在诱导多能干细胞方面实现重大突破，并利用国家力量推动诱导多能干细胞在再生生物医学中的转化应用，形成了相对宽松的研发和转化政策，近年在基础前沿和转化应用方面也取得成绩。

我国高度重视再生生物医学领域的发展，通过积极布局，在干细胞与再生生物医学领域的基础理论、关键技术、资源储备及临床应用等方面取得了系列重要进展。2010~2020 年，中国共发表 9 万余篇相关文献；年度专利申请数量平均增长率达到 60%。在临床和产业转化方面，我国统筹考虑健康需求和该领域特点，通过"干细胞临床研究"和"药品临床试验"两条路径同时推进。截至 2022 年 5 月，干细胞临床研究备案项目超过 80 个，默认许可干细胞新药临床试验约 30 项。与此同时，我国还通过项目、平台、学会等渠道，布局干细胞战略资源，推进相关质量、标准和伦理体系建设，并积极推进国际协同。在各方面共同努力下，我国取得了 CAStem 新型细胞药物、胰岛干细胞、组织工程皮肤、三维（3D）打印全肩关节、肝单元、人工硬脑膜等一批代表性产品和技术突破，初步形成相对完整的产业链和能够支撑领域进一步健康发展的产业生态。

面向人民生命健康，再生生物医学需要进一步聚焦领域重大问题，系统谋划、有序推进，取得重大原创突破并实现转化应用，抢占未来发展的制高点，支撑科技强国和创新型国家建设。本书将在回顾和总结再生生物医学领域已有成就的基础上，瞄准人类面临的重大健康问题，多维度研判该领域的发展趋势，展望并提出再生生物医学的优先发展方向及研究重点。本书包括五个章节。

（一）再生生物医学研究的科学意义与战略价值

本章从概述、学科地位、重大需求和国际态势四个方面阐述再生生物医学研究的科学意义与战略价值。

再生生物医学是一门多学科交叉融合的新兴学科，是目前生命科学和生物医学研究最为活跃的领域之一。20 世纪中叶以来，生命科学和生物技术发展日新月异，带动了医学进步和健康水平提升，并对经济社会发展产生重大而深刻的影响。进入 21 世纪，干细胞、基因编辑、生物合成等颠覆性技术不断突破，并与信息、人工智能等学科交叉融合，革命性地改变了生物科技的研究范式，以前所未有的程度颠覆原有认知，深刻影响人类生存、生产和生活，对世界格局和未来发展产生深远影响。再生生物医学将促进多学科汇聚融合发展，并推动其他学科的技术创新与实践应用，带来新一轮科技、产业和社会变革。

再生生物医学的重大突破是解决人口健康问题、提高人类生活质量的重要支撑。当前，社会现代化、人口老龄化使疾病谱发生重要变化，恶性肿瘤、心血管疾病、创伤、内分泌代谢性疾病、神经精神疾病、呼吸系统疾病、生殖系统疾病、慢性退行性疾病等严重威胁人类健康。尽管医学水平已经有了大幅提升，但人类对于上述疾病的新挑战仍不能有效应对。加强再生生物医学研究，对开发重大疾病治疗手段，提升健康水平，应对老龄化，推动经济和社会发展，都具有十分重要的战略意义。

再生生物医学领域的国际竞争激烈，许多发达国家将之作为重点发展领域。欧美国家政府常联合跨国企业巨头斥重资建立研究机构，大力支持再生生物医学领域的发展。我国在再生研究领域虽然起步较晚，但发展迅速，在干细胞研究等细分领域，已瞄准世界较高水平。面向人民生命健康重大需求，我国需要立足当前基础，瞄准再生生物医学最前沿，继续推进原创研究和转化应用，应对健康挑战，进一步推动生命和健康产业的快速发展，实现科技和产业的全面领先，带动经济和社会发展。

（二）我国再生生物医学研究及产业发展概况

本章向读者展示我国再生生物医学研究及产业发展的概况，共分为四个部分，分别介绍再生生物医学发展趋势与方向，我国再生生物医学研究重要代表性成果，国内外再生生物医学对比分析，我国再生生物医学的机遇与挑战等。

"十一五"以来，我国从基础研究、关键技术、资源平台建设以及产业化发展等方面进行了战略部署、系统规划和长期支持，在能力建设、资源平台方面奠定了扎实的基础，研究实力迅速崛起，已经跻身国际先进行列，在若干方向已经形成优势和特色。

在基础研究方面，形成了以单倍体干细胞、化学诱导干细胞、扩展多能干细胞等新型干细胞为代表的研究阵列，实现了人成体肝细胞体外培养后的长期功能维持，揭示了各类干细胞在干性维持和谱系分化过程中的重要分子机制，首次利用体细胞核移植技术获得了体细胞克隆猴。在转化研究方面，干细胞在治疗骨关节炎、脊髓损伤、神经退行性疾病等方面展现出了前所未有的应用前景。在市场商业化方面，再生生物医学领域的融资额逐年攀升，近年来更是以每年数倍的程度提升，未来空间仍巨大。

以发表论文和技术专利为指标，近十年我国在再生生物医学领域的论文总量仅次于美国，与相关技术专利申请总量一样，均排名世界第2位。然而，在再生生物医学相关的基础理论和核心专利方面，我国原创性产出较少。以基因与细胞治疗为例，我国研究和研发的总体水平落后于美国3.5年以上，尚无相关产品获批上市。当前该领域正进入面向国家重大战略需求、产业化推进、商品化应用的新阶段，需要在原创性产出和应用转化方面做出系统安排。

（三）再生生物医学研究的领域热点

本章总结了当前再生生物医学研究的领域热点，主要涉及干细胞与早期胚胎发育、干细胞与器官发生、机体损伤修复与再生、组织器官制造新技术、再生生物医学的应用转化等方面。

早期器官发育研究是揭示生命发展规律的基础。研究早期胚胎谱系建立、不同胚层和组织前体发生、器官发生等过程，对于揭示生命发展规律和推动临床转化具有深远的意义。干细胞与早期胚胎发育研究领域的前沿方向主要包括哺乳动物植入前与植入后胚胎的发育机制、优化哺乳动物与人类胚胎的体外培养体系、利用胚胎干细胞构建类胚胎等。

再生生物医学研究的重要目的之一，是通过补充细胞或组织，恢复由于疾病、损伤和衰老而失去或损坏的器官和结构。再生可通过对已有组织的重新排列、成体干细胞的诱导以及细胞的去分化和／或转分化等手段实现。成体干细胞的准确位置、发育特性、特殊的发育途径和调控的分子机制等均是研究重点和热点。此外，再生现象在自然界中广泛存在，但不同物种的再生能力差距巨大，相关的进化机理也是重要的方向。

组织器官制造新技术种类众多。例如，通过基因编辑可以部分改进细胞性能；通过对生物材料进行特定修饰，也可使其更加适合体外组织器官构建的特定要求；利用新兴的技术手段将细胞和材料相结合，构建出更为可控和仿生的组织、器官；类器官丰富了体外生理模型研究的手段；组织工程和 3D 打印实现可移植器官的再造。

再生生物医学研究和开发常涉及前沿技术和研究模型，包括器官发育动态变化的追踪、再生过程的谱系示踪等，需要通过学科交叉建立相关技术，创建相关新模型。全新的单细胞分析技术及空间转录组测序等技术，可从细胞图谱绘制、细胞空间定位和细胞间相互作用等方面对器官的发育与维持实现多维度分析。

此外，再生生物医学的应用转化涉及方方面面，其中，实现普惠性细胞治疗是应用转化的关键之一。该领域的发展重点包括细胞的获得、细胞代替治疗、基因修饰细胞治疗、相关产品开发及所需体系等。

（四）我国再生生物医学的优先方向及战略重点

本章面向人民生命健康重大需求，基于我国再生生物医学方面的基础、机遇和挑战，分析支撑和保障领域发展的创新平台、要素需求和创新生态等因素，提出积极布局再生机制、组织与器官工程、再生生物医学前沿交叉等优先方向。在再生生物医学优先方向上率先实现重大突破，对于实现科技自立自强，治疗重大疾病，提升人民生命健康水平，具有十分重大的意义。我国应把握发展机遇，立足国情和发展基础，积极布局并取得重大原创性突破，有效推动临床和产业转化。

再生机制研究中，突出灵长类再生的特点，构建体系化的再生生物医学研究模型和工具系统，开发多种新技术，系统解析跨器官、跨阶段、跨年龄的再生能力调控网络，深入挖掘再生过程的重要调控节点、生物标志物及潜在干预靶标，并进一步探索利用药物干预、基因干预、细胞干预等手段探索促进再生、延缓衰老及防治衰老相关疾病的干预新策略。

组织与器官工程方面，以组织工程三要素（细胞、支架、生长因子）为基础，重点布局相关技术体系建立，开发器官的一体化构建、维持和互连技术。体外构建大尺寸功能器官，并充分考虑与血管、神经、免疫等系统的整合。推进组织工程的临床转化和未来个性化治疗，实现按需治疗和即时可用治疗。在未来10~15年内，组织工程将在人工智能技术的介入下逐步实现数字化。

再生生物医学前沿交叉方面，以原创突破、技术创新和范式变革为目标，在人体功能模拟、创新细胞技术、细胞资源与转化等方面，系统布局重大基础设施、科教基础设施和交叉创新平台体系，有力促进生命、工程和智能等学科的交叉融合，在优先方向上催生生命科学重大原创产出，同时，主动变革医药研发的范式，提升生物医药研发效能，带来医药健康产业的变革。

（五）我国再生生物医学领域发展的政策建议

本章在前面章节的基础上，重点讨论如何推进再生生物医学领域的发展，带动生命健康领域产业变革，以及如何应对新的科技管理和科技治理挑战。提出以新发展理念做好再生生物医学领域的系统谋划和布局，以全球视野和长远眼光统筹推进能力建设、效能提升、生态优化等。

在能力建设方面，统筹布局创新人才、基地与平台。通过智库建设、高端人才倍增计划、生物科技企业家培育计划等，加强领军人才、骨干人才和跨学科交叉人才培养，培育创新主体和专业队伍。建立更加科学的人才使用、人才评价和激励机制，释放各类人才创新活力。统筹资源、仪器与试剂等要素，全面提升再生生物医学创新能力，保障和促进我国干细胞与再生生物医学创新和生物产业发展。

在效能提升方面，加大领域内科研经费投入与资助规模、优化领域内科研经费投入与资助结构、完善资助方式和机制。设立青年科学家专项，鼓励探索。搭建连通原始创新、产业行业、资本金融等环节的平台，推进以高价值知识产权为载体的高质量产出和高水平转化，打造以再生生物医学为代表的生物技术和生命健康经济。

在生态优化方面，构建适应生命健康领域发展的标准规范和治理体系，以伦理、规范、标准为重点，构建治理载体体系，重塑领域话语体系，引领行业规则体系，形成国内外统一的开放创新生态。立足我国伦理价值观体系，在联合国框架下的国际协调机制基础上，通过国际学术组织、产业联盟、政府间合作等多层面参与，推进重点科技领域协同治理，抢占科技伦理制高点，掌握国际话语权。

（六）结语

追求健康是人类永恒的主题。

维护人民生命健康，既是满足人民追求美好生活愿望的必然要求，也是经济社会发展的基础条件，还是民族昌盛和国家富强的重要标志。再生生物医学领域的发展，将改变未来医学模式，带来生命健康领域的产业变革，为我国生命健康领域发展带来新的机遇和希望。我国应把握发展机遇，立足国情和发展基础，积极布局再生生物医学领域并取得重大原创性突破，有效推动临床和产业转化。

在再生生物医学优先方向上率先实现重大突破，对实现科技自立自强、治疗重大疾病、提升人民生命健康水平、提升我国国际地位、推动建设人类命运共同体等方面具有重大战略意义。

Abstract

"Regeneration" refers to the restoration of tissue or organ that is missing or damaged. In general, regenerative biology focuses on the physiological repair and functional reconstruction of injured tissue or organ. Regenerative biomedicine is a novel interdisciplinary field of regenerative biology, medicine and many other disciplines including life science, material science, computer science and engineering science, aiming at the functional recovery and reconstruction of human tissues and organs at different levels, including gene, cell, tissue and organ. In view of this, regenerative biomedicine is promising to treat currently uncurable disorders such as degenerative diseases, cancers, cardiovascular diseases and so forth, and revolutionize the future medicine and healthcare. With huge opportunities and challenges, the competition of regenerative biomedicine becomes fierce worldwide. Better performance in this field is one vital criterion to reflect the national innovation strength in life science and medicine. Over the past two decades, researchers from China have worked on regenerative biomedicine with satisfactory outcomes. Based on these facts, this book intends to provide further insight into the opportunities and challenges of China in regenerative biomedicine.

This book highlights the strategic importance of regenerative biomedicine and presents a landscape of the representative research and industries in regenerative biomedicine in China. By systematically describing the global frontiers in regenerative biomedicine, this book prioritizes the goals and tasks of regenerative biomedical research in China and proposes six key areas in regenerative biomedicine within the next 15 years, which are stem cell therapy, gene therapy, translational regenerative biomedicine, tissue and organ engineering, 3D biotechnology and bio-intelligent manufacture. Notably, this book points out the urgency of the exploration of regeneration-related biomarkers and potential intervention targets, better regulating regenerative processes, establishing new cell therapeutic strategies for relevant diseases, and developing new tissue and organ engineering technologies.

An international perspective is of great importance to build a cutting-edge professional team. Besides, it is highly recommended to provide more trainings on the interdisciplinary subjects to support related bio-industries. Good research subjects, reasonable research strategies, and high-level human resources are the key points to increase the international impact of China in this field. Regarding the financial support, we need to increase and optimize the budget of scientific research. Moreover, communication and collaboration are also important in the field of regenerative biomedicine. People from all over the world should cooperate to facilitate the development of regenerative biomedicine. To achieve this goal, we should actively initiate, organize and participate in the high-level international programs and projects in the field of stem cells and regenerative biomedicine, promoting resources sharing and international collaboration.

The authors of this book are the scientists who stand at the frontier of regenerative biomedicine. Based on their expertise, they comprehensively summarize the current status and further perspectives of regenerative biomedicine. The authors are open to any questions or comments on this book, and if you do have, please feel free to contact!

目　　录

第一章

再生生物医学研究的
科学意义与战略价值

　　追求健康与长寿是人类永恒的主题，而健康与寿命在很大程度上取决于医疗水平。由于人口老龄化加剧和现代化进程加速，我国正处于人口结构改变和生活方式改变的重要时期，各类重大疾病呈现高发态势。随着现代医疗技术的发展，虽然人类已经攻克了多种疾病，但是心血管疾病、癌症、神经退行性疾病等重大疾病仍缺乏有效的治疗手段，严重威胁着人类的健康甚至生命。而再生生物医学的出现，有望作为一种新兴的治疗手段，为这些疾病患者带来曙光。

　　再生生物医学是一门研究组织、器官生理性修复和组织、器官功能再生与重建的交叉性学科。近年来，一系列的重大突破，如胚胎干细胞的建立、各类成体干细胞的发现、诱导多能干细胞的建立和多种类器官的成功制备等，彻底改变了组织器官修复研究的面貌。并且随着基因编辑、生物材料、3D打印、人工智能等多个学科领域的突破与交叉融合，干细胞治疗、基因治疗、组织与器官再造等领域逐渐兴起，再生生物医学的内涵与外延不断扩大。

目前，再生生物医学以组织器官的生理性修复与功能重建为主要目标，利用生命科学、计算机科学、材料科学和工程学等多学科的理论与技术，研究和开发基因、细胞、组织、器官等不同层次对损伤组织和器官进行修复、改造、替代和再生的方案。该领域一跃成为目前生命科学和生物医学研究最为活跃的领域之一，正在引领现有的疾病治疗模式进行深刻变革，成为新医学革命的核心，孕育着重大科学技术革命性突破。

再生生物医学面向我国人口健康的重大需求，瞄准重大健康问题，瞄准国际生命健康领域最前沿，对于推动我国生命健康领域进入国际前列、实现生物科技和产业的全球领先具有重大的战略意义。

第一节　再生生物医学概述

一、再生生物医学的基本概念

再生生物医学是一门利用生物学的理论方法，研究机体组织和器官的特征、功能、创伤修复与再生机制等的学科；是一门利用生命科学、材料科学、计算机科学和工程学等多种学科的理论与技术，通过原位修复与再生或体外重建等手段，以最终实现损伤组织和器官功能的恢复和改善的一门交叉学科。主要包括在基因、细胞、组织和器官等各层次上，对损伤组织和器官进行修复和改造，涉及干细胞、基因治疗、细胞治疗和组织与器官工程等方向。

（一）干细胞

干细胞是机体中具有自我更新能力和分化潜能的一类细胞，能够无限增殖，在特定的条件下能够分化成不同类型的细胞。干细胞在细胞分化和个体发育等关键生物学过程中起着决定性的作用。

根据个体发育过程中分化潜能的高低，干细胞分为全能干细胞（totipotent stem cell，TSC）、多能干细胞（pluripotent stem cell，PSC）、专能干细胞（unipotent stem cell，USC）。依据来源不同，又可将干细胞划分为胚胎干细胞（embryonic stem cell，ESC）、诱导多能干细胞（induced pluripotent stem cell，iPSC）以及成体干细胞（adult stem cell，ASC）等。其中ESC和iPSC均属于PSC。ESC是从早期胚胎的原始内细胞团（inner cell mass，ICM）中分离出来的一类细胞，它具有自我更新和多向分化潜能，能够分化得到个体中所有类型的细胞。ASC是指存在于成体组织器官中的一类细胞，这类细胞能够自我更新并且能够分化形成该组织器官相关的细胞类型。ASC还可以根据干细胞的组织来源分为造血干细胞、间充质干细胞、神经干细胞以及肌肉干细胞等。iPSC是指通过导入特定的基因将体细胞重编程为PSC，iPSC具有和ESC类似的性质。2006年日本京都大学山中伸弥首次建立了iPSC，该类细胞与ESC在形态、基因表达、自我更新和多能性等方面相似。

（二）基因治疗

基因治疗是以改变人的遗传物质为基础的生物医学治疗手段，

通过基因水平的操作干预疾病的发生和发展。基因治疗利用在分子水平上对疾病的病因、发病机制的新发现、新认识及分子生物学领域的新技术，针对性地修复、置换致病基因或纠正基因的异常表达等。

基因治疗的关键在于将基因治疗药物高效、特异地传递到靶细胞，在靶细胞内实现特定基因位点的高效编辑，完成特定基因的靶向表达或调控。其中，建立包括病毒、脂质纳米颗粒、胞外体在内的特异性和高效率的基因递送系统，开发多种新型基因编辑工具并探索其在多种遗传疾病中的转化应用是目前研究的重要方向。结合合成生物学，设计、写入并组装特定的基因元件，也是基因治疗的新兴方向。

（三）细胞治疗

细胞治疗是指将特定的细胞（例如免疫细胞、干细胞等）通过体外扩增、体外分化、特殊培养等处理后，得到具有特定治疗功能的细胞，递送至患者体内，以治疗某种疾病为目的的一种新兴治疗方法。细胞治疗根据细胞来源可分为自体移植和异体移植两类。在细胞治疗中，细胞从供体中分离出来并移植到受体患者体内，供体和受体可能是同一个体（自体移植），也可能是不同个体（异体移植）。

常见的细胞治疗形式包括造血干细胞移植、上皮干细胞移植、干细胞衍生的细胞移植和嵌合抗原受体 T 细胞免疫治疗（CAR-T）等。此外，使用工程哺乳动物细胞在患者体内按需生产治疗药物的细胞治疗方法正在从概念验证走向临床应用，此类治疗细胞具备三个特性：感知疾病相关标志物、处理信息和做出所需反应，最终达到诊断并治疗的效果。

（四）组织与器官工程

组织工程学的历史可追溯到 20 世纪 80 年代，美国的 Joseph Vacanti 和 Robert Langer 提出了组织工程研究的概念，随后将相关研究成果发表在美国《科学》杂志上。美籍华裔科学家 Yuan-Cheng Fung 提出了组织工程这一术语，被美国国家科学基金会确定，之后被广泛接受。传统的组织工程的基本原理是从体内获取少量的活体组织，从组织中分离细胞（又称种子细胞）并培养扩增，随后将扩增的种子细胞与特殊的生物材料（支架）混合，形成细胞－材料复合物，移植到机体的病损部位。随着生物材料在体内逐渐降解，植入的细胞嵌入相应的组织或器官，不断增殖并发挥功能，从而实现修复创伤和重建功能。

随着生物科学技术的发展，组织工程的概念已拓展为：应用生命科学、临床医学、材料学、化学和工程学等学科的原理与方法，研究开发生物替代物（或移植物），用于各种人体组织或器官损伤后的修复、替代或再生的工程。近年来新兴的组织工程方案包括利用体细胞或干细胞，结合微流控、器官芯片等新兴技术组装类器官；或结合生物材料和支持成分 3D 打印组织器官等。

二、再生生物医学的研究内容

目前再生生物医学学科主要包括干细胞、基因治疗、细胞治疗、组织与器官工程等。

（一）干细胞

干细胞是再生生物医学研究与应用的根基与核心。ESC 与 iPSC 已成为当下干细胞的主要来源之一,二者因其无限增殖和具有多向分化潜能等特点，在再生生物医学方面具有独特的优势。干细胞的获得与维持是干细胞基础研究和临床应用的基础。多项研究对干细胞的获得与维持的分子机制进行了深入阐释，目前对PSC 的自我更新和多能性的获得与维持已经有了较为全面而系统的了解。另外，干细胞的精确命运调控是现阶段干细胞研究的热点。在体外，通过添加生长因子、信号通路激动剂或抑制剂等模拟发育进程，或过表达、敲低核心转录因子以实现干细胞的定向分化，最终获得功能性细胞乃至其组装的组织或器官。

患者来源的干细胞或者经过基因改造后的干细胞常用于模拟多种遗传性疾病，以进行发病机制研究和药物的筛选与开发。此外，通过组织器官工程，结合生物材料胚胎干细胞和 3D 打印等新兴材料技术，整合工程化解决方案，未来有可能实现组织和器官的体外再造，以填补器官来源匮乏的巨大缺口，救治器官严重损伤、衰竭的患者。

（二）基因治疗

人类的多种罕见性疾病都是由遗传突变造成，但是目前只有不到 5% 的单基因突变具有治疗方法，大多数遗传突变导致的疾病都不能进行有效的治疗。近年来，随着基因编辑技术的兴起与技术革新，基因治疗逐渐成为现实。目前针对血友病、地中海贫血、严重联合免疫缺陷病、脂肪代谢紊乱、眼部遗传疾病和肿瘤等一系列的疾病，开展了大量的基因治疗临床试验，现已有少数基因药物获批临床，基因治疗已展现出巨大的前景和市场。

基因治疗核心技术主要包括基因编辑和基因递送两大部分。其中，基因编辑主要依赖于 CRISPR 等新型基因编辑技术的开发和应用，通过定点敲除、定点敲入等手段，对生物个体进行精准、高效且安全的基因编辑，以修复、替换受损或功能异常的基因，或补充正常的基因，最终实现疾病的治疗。基因治疗药物需要借助基因递送系统，让外源目的基因片段跨过胞外屏障和胞内屏障，精准递送至靶细胞中。目前主要的递送系统可分为病毒类和非病毒类两大类：病毒类是指采用腺病毒、慢病毒、逆转录病毒等，经过人为改造病毒的衣壳，使其包裹目的基因片段进行递送；非病毒类是指利用脂质体颗粒或细胞外囊泡，如胞外体等，包裹目的基因片段实现递送。目前市面上大部分的基因治疗方案采用的是以腺相关病毒（AAV）为主的病毒递送系统。

（三）细胞治疗

目前的细胞治疗根据使用细胞类型来区分，主要包括干细胞治疗和免疫细胞治疗等。干细胞治疗始于骨髓造血干细胞移植疗法，该疗法又称为骨髓移植。造血干细胞（hematopoietic stem cell，HSC）是重建身体造血和免疫系统的种子细胞，是治疗血液癌（白血病、淋巴瘤、骨髓瘤等）和其他血液病（原发性免疫缺陷、再生障碍性贫血、骨髓发育不良等）的主要手段之一。患者首先接受放化疗以清除异常的细胞，再移植健康的 HSC 以替代清除的细胞，进而重建身体的造血和免疫系统。HSC 移植疗法引领了现代医学的变革，开启了干细胞治疗的时代。另一类常见的干细胞疗法是间充质干细胞（mesenchymal stem cell，MSC）疗法。截至目前，国际上获批的干细胞药物以 MSC 和 HSC 为主，应用于软骨损伤和缺损、烧伤、移植物抗宿主病、急性心肌梗死、糖尿病足溃疡、脊髓损伤等。PSC 领域与基因编辑领域的发展大大推动了干细胞治疗的发展。干细胞治疗已从传统的 HSC 和 MSC 疗法为主的时代逐渐拓展，包含了 PSC 及其衍生细胞，以及基于这些细胞进行基因修饰后获得的功能增强的干细胞。目前国际上多项干细胞临床试验正如火如荼地开展，包括肝硬化、脑瘫、脑萎缩、脊髓损伤和糖尿病等100多种疾病。

免疫细胞疗法以CAR-T最为典型。该疗法通过基因工程技术，将患者体内分离的T细胞加入能识别肿瘤细胞并激活T细胞杀伤功能的CAR，大大提升T细胞靶向识别并杀伤肿瘤的能力。通过回输这些细胞，来清除患者体内的肿瘤细胞。此后免疫细胞疗法技术蓬勃发展，CAR-NK（natural killer cell，自然杀伤细胞）、CAR-M（macrophage，巨噬细胞）等免疫细胞疗法应运而生。CAR-T的蓬勃发展一方面得益于对CAR结构的持续更新，这使得细胞在人体内的存活时间、增殖能力、活化水平以及杀伤能力都不断提升。目前CAR结构已更新至第四代，其目标是开发通用细胞因子介导杀伤的T细胞。另外，临床治疗的药物产品开发如火如荼。国际上多个研究团队针对CAR-T细胞产品进行研究和开发。2017年，国际首款CAR-T细胞产品CTL019（Kymriah）获美国食品药品监督管理局（FDA）批准上市，产品针对肿瘤抗原CD19设计了CAR，将患者的T细胞加载CD19 CAR，回输后杀伤表达CD19抗原的白血病细胞。2021年，国家药品监督管理局（简称国家药监局）批准阿基仑赛注射液（商品名：奕凯达）上市。

细胞治疗中对细胞的功能具有不同的要求，如靶向性、存活能力和杀伤能力等，这些因素决定着细胞治疗的成功与否。利用基因编辑以及合成生物学的技术加强细胞命运调控，使细胞具有更强疗效或某些新的功能，对细胞治疗至关重要。

（四）组织与器官工程

组织工程的三大要素是：发挥主要功能作用的种子细胞，可供细胞进行生命活动的支架材料，调节细胞增殖、生长、分化的生物活性分子。种子细胞包括有分化能力的多能干细胞、成体干细胞，或者成熟的功能性体细胞。理想的生物材料具有与预期生理功能相兼容的适当生物力学特性，在适当的时间内生物降解以保证足够的细胞生长，且不会导致宿主的不良免疫反应。

在组织工程发展的历史过程中，科学家曾经应用组织工程技术在裸鼠上成功地创造了"人造耳"，即被皮肤覆盖的人耳郭形态软骨结构，这项技术标志着具有复杂三维空间结构的组织和器官的初步形成，展示了组织工程的广阔前景。

近年来，科学家和医生们正致力于利用细胞体外 3D 培养、3D 打印胚胎干细胞等技术，实现体外重建功能性的器官，以拯救千千万万患者。2008 年，日本科学家 Yoshiki Sasai 利用多能干细胞体外重构了类似大脑皮质的类器官，开启了类器官的时代。2009 年，荷兰科学家 Hans Clevers 用小鼠肠道的成体干细胞培育出了肠道类器官。2011 年至今，多项研究利用人多能干细胞成功培养获得脑、皮肤、肠道、心脏、肺、肝、肾、前列腺、乳腺、胰腺和胃等类器官组织。在 3D 器官打印领域，2013 年，美国的 Laura Olivieri 利用 3D 打印技术，用"塑料"打印出一颗人类心脏模型，并且可以跳动。2015 年，研究人员首次利用人体细胞打印出迷你肝脏，可存活 5 天甚至更长时间。

三、再生生物医学的发展历程

再生生物医学的研究历史悠久，其发展历程可以概括为"再生现象的发现与概念的提出"、"组织器官发育与干细胞的研究"和"干细胞的基础研究与临床应用，组织器官修复重建的探索"

三个阶段（表 1-1）。

表 1-1　再生生物医学的发展历程

20 世纪初之前再生现象的发现与概念提出	约公元前 600 年，古印度外科医生 Suśruta 记录了用面颊部皮肤修复耳垂撕裂伤，以及进行鼻重建的方法
	18 世纪，Abraham Trembley 发现水螅具有再生能力
	20 世纪初，Thomas Morgan 撰写著作《再生》
20 世纪下半叶组织器官发育与干细胞的研究	50 年代，美国 Robert Briggs 和 Thomas King 首次报道核移植克隆
	60 年代，首次分离小鼠成体干细胞
	80 年代，首次分离小鼠胚胎干细胞
	90 年代，首次实现哺乳动物体细胞核移植，首次分离人胚胎干细胞（hES）
21 世纪干细胞的基础研究与临床应用，组织器官修复重建的探索	2006 年，首次将实验室培养的膀胱移植到人体
	2006 年，首次获得小鼠诱导多能干细胞
	2007 年，首次获得人诱导多能干细胞
	2008 年，Yoshiki Sasai 利用多能干细胞体外重构了类似大脑皮质的 3D 结构
	2009 年，FDA 批准了 Geron 公司开展世界上首个胚胎干细胞临床试验
	2009 年，利用诱导干细胞技术获得具有繁殖能力的小鼠
	2009 年，Hans Clevers 用来源于小鼠肠道的成体干细胞培育出了微型肠道类器官
	2011 年至今，多项研究利用人多能干细胞成功培养获得脑、皮肤、肠道、心脏、肺、肝、肾、前列腺、乳腺、胰腺、胃等类器官组织
	2012 年，加拿大卫生部批准了美国 Osiris 公司干细胞治疗药物 Prochymal
	2013 年，3D 打印出人类心脏模型，并且可以跳动
	2015 年，利用人体细胞打印出迷你肝脏，可存活 5 天甚至更长时间
	2017 年，全球首款获批 CAR-T 细胞治疗产品 Kymriah 上市 FDA 批准 Spark Therapeutics 的 Luxturna 上市，通过 AAV 将 RPE65 基因导入患者视网膜细胞以治疗 RPE65 突变导致的视力丧失
	2019 年，FDA 批准 AveXis 公司的 Zolgensma 上市，通过 AAV 将 SMN1 基因导入体内治疗脊髓性肌萎缩 美国 Adam Feinberg 团队报道 "FRESH 2.0" 打印方法构建动脉可搏动的人心脏组织 美国 Jordan Miller 团队针对生物光敏材料设计了 "SLATE" 技术，构建了模拟肺泡的复杂管道结构模型，通过对肺泡模型的充气-排气过程模拟了人呼吸过程中的气体交换
	2020 年，欧洲药品管理局（EMA）授予 CTX001 优先药物资格，该药是一种 CRISPR/Cas9 基因编辑疗法
	2021 年，中国首个 CAR-T 细胞治疗产品获批上市

（一）再生现象的发现与概念提出

再生现象的发现最早可追溯至约公元前 600 年，在人类历史上最早的一本手术教科书中，古印度外科医生 Suśruta 详细介绍了利用面部皮肤修复撕裂耳垂以及重建鼻子的皮肤移植技术。随着科学探索实验的不断发展，瑞士的 Abraham Trembley 于 18 世纪中叶记述了水螅的身体再生能力。随后，意大利的博物学家 Lazzaro Spallanzani 通过对蝾螈、蝌蚪、蛇和蚯蚓等进行试验，发现它们都具有重新生长出身体失去部位的再生能力。

再生生物医学的概念于 20 世纪初被正式提出。美国科学家 Thomas Morgan 撰写了著作《再生》(*Regeneration*)，此书统一了再生生物医学领域的术语，推动了该领域内秩序的建立。书中进一步引入新的术语来细分再生，包括同源形态形成、异源形态形成和新形态形成。

（二）组织器官发育与干细胞的研究

美国生物学家 Ross Harrison 发现了在实验室培养青蛙胚胎细胞的方法，为组织工程和胚胎干细胞的发展奠定了技术基础。20 世纪 50 年代，Robert Briggs 和 Thomas King 报道了首个核移植克隆蝌蚪，证明了细胞核即使被转移到新的细胞体中，仍能保存生物体的基因信息。20 世纪末，Keith Campbell 及其同事首次实现哺乳动物体细胞核移植，成功获得了克隆羊"多莉"，这一项划时代的技术标志着哺乳动物体细胞克隆技术进入了黄金时代。Joseph Vacanti 团队在小鼠背部种植出了人类外耳郭，这项研究直接揭示了组织工程技术在人体组织器官再造中的重要作用与巨大的应用潜力。

另外，干细胞领域的研究也广泛展开。James Till 和 Ernest McCulloch 发现了小鼠的骨髓细胞中存在可以重建整个造血系统的干细胞，即造血干细胞。随后，Edward Thomas 利用骨髓移植技术治疗造血功能障碍，此项研究于 1990 年获得了诺贝尔奖。Martin Evans 和 Matthew Kaufman 成功建立了小鼠胚胎干细胞系。James Thomson 团队宣布首次成功分离了人胚胎干细胞，极大地促进了再生生物医学领域的发展，拓展了细胞疗法所需细胞的来源。

（三）干细胞的基础研究与临床应用，组织器官修复重建的探索

进入 21 世纪，干细胞领域的基础研究迅猛发展，推动再生生物医学进入临床应用与产业化的新时期。山中伸弥首次建立了 iPSC，成为干细胞探索和认知过程中的又一个里程碑，同时为干细胞治疗提供了新的细胞来源。美国和日本科学家分别独立宣布：发现将人类皮肤细胞诱导转化为 PSC 的方法。中国周琪团队首次利用四倍体补偿得到完全来自 iPSC 存活且可育的小鼠，证明了 iPSC 的多能性。Masahito Tachibana 等利用体细胞核移植技术获得了人的 ESC（NT-ESC），为 PSC 的来源提供了另一种选择。中国邓宏魁团队开启小鼠细胞的化学重编程工作，该团队进一步利用化学小分子化合物的组合诱导获得人化学诱导 PSC（hCiPSC），PSC 的来源更加丰富。

基于大量的干细胞研究成果，细胞治疗逐步应用于临床。Anthony Atala 成功将实验室培养的膀胱移植到具有先天性缺陷的儿童和青少年患者身上。FDA 批准开展世界上首个胚胎干细胞临床试验，治疗脊髓损伤。加拿大批准首个干细胞治疗药物 Prochymal，用于治疗儿童移植物抗宿主病。Michiko Mandai 等将自体 iPSC 来源的视网膜色素上皮细胞用于治疗老年性黄斑变性（SMD）。西田幸二团队被批准对人进行 iPSC 来源的角膜移植，经

一年观察，治疗的安全性、有效性得到证实。干细胞治疗逐步应用于皮肤、心脏、骨骼肌、眼睛、神经组织、胰腺、自身免疫系统相关疾病的研究。2017 年，全球首款获批 CAR-T 细胞治疗产品 Kymriah（诺华公司）上市。2021 年，中国首个 CAR-T 细胞治疗产品获批上市，用于治疗复发/难治性大 B 细胞淋巴瘤成人患者。除了细胞治疗之外，组织与器官修复重建的探索与研究也正广泛开展。利用 3D 生物打印技术再造的血管和膀胱支架已有成功临床应用案例，人造皮肤、耳朵、心脏瓣膜、肾脏支架、角膜已研发成功。目前，全球科学家致力于利用 3D 打印胚胎干细胞重塑人体器官，以填补极度短缺的器官移植供体。3D 打印技术的快速发展，也在再生生物医学的发展史上画上了浓墨重彩的一笔。

除了 3D 打印技术外，科学家们开创的细胞/组织 3D 体外培养体系——类器官，也为组织与器官的修复重建提供了新的基石。类器官是体外培养的 3D 微器官，具有与人体体内组织相似的细胞组成和相似的组织结构，能够模拟人体组织或器官的部分功能。类器官的雏形是由日本科学家 Yoshiki Sasai 于 2008 年建立的，他利用 PSC 体外重构了类似大脑皮质的 3D 细胞结构，创建了第一个体外 3D 类组织培养体系。Hans Clevers 用来源于小鼠肠道的成体干细胞，培育出了首个微型肠道类器官，掀起了类器官研究的全球浪潮。随后，器官芯片技术出现。PSC 分化的皮质组织、视网膜、脑、肝、肾、胰、前列腺、肺、皮肤等类器官也被成功建立。类器官被《科学》杂志评为 2013 年度十大技术，被《自然·方法》评为 2017 年生命科学领域年度方法，揭示了类器官在再生生物医学领域未来发展中的重要地位。

在基因治疗方面，近年来进展飞速。FDA 先后批准 Luxturna、Zolgensma 上市，均通过 AAV 治疗疾病。基于 CRISPR/Cas9 基因编辑疗法的 CTX001 获 EMA 优先药物资格。2021 年，Intellia Therapeutics 和 Regeneron 宣布首个支持体内 CRISPR 基因编辑安全性和效果的临床数据。

未来，依然是组织修复与重建进一步发展与延伸的时代，通过探索干细胞的基础研究与应用，或结合合成生物学模块化的基因线路设计与组装，科学家们将不断推进再生生物医学的发展，深入"无人域"，实现人类机体真正意义上的再生。

第二节　再生生物医学的学科地位

一、科学意义

从人类文明诞生至今，全球已经发生了五次科技革命，包括两次科学革命和三次技术革命。第一次革命是近代物理学的诞生，第二次是蒸汽机和机械化，第三次是内燃机和电气化，第四次是相对论和量子论革命，第五次是电子和信息革命。

科技创新与竞争能力决定了国家的发展速度和国际地位。回溯人类发展历程，每一次科技革命都极大地提升了社会生产力并推动了人类文明的进程。英、美、德等国家抓住了前五次科技革命的机遇，奠定了它们科技强国的地位并进一步发展成为发达国家。从人类文明和世界现代化的前沿角度推测，人类文明或许已经步入第六次科技革命的浪潮中。再生生物医学、人工智能等最新学科与技术的交叉融合，旨在提高全人类生活质量和满足精神生活需求，势必将引领新一轮社会科技与产业的变革。

再生生物医学是解决人民健康问题、提高人类生活质量的必然选择，人民健康直接影响一个国家的经济发展和社会进步。随着生物研究和医学技术的不断发展，目前很多疾病都可以通过传统医学获得良好的治疗或控制。然而，传统医学手段在攻克一些发病机制不明确的重大疾病和罕见病中，仍无法取得有效的治疗突破。另外，可移植器官的短缺也严重影响了相关疾病的治疗。随着人口持续增加、人类寿命延长以及人口老龄化加剧，用于治疗因出生缺陷或疾病意外造成的组织器官损伤或坏死的器官供体将越来越难以满足医疗需求。依托于干细胞技术的再生生物医学，利用组织工程、胚胎干细胞技术、异种嵌合、类器官 3D 培养、3D 打印等技术实现可移植器官的再造，可有效地满足这一巨大需求。《中国至 2050 年人口健康科技发展路线图》中提到：人类疾病中还有很多没有找到根治办法。基于干细胞修复与再生能力的治疗成为继药物治疗、手术治疗后的第三种疾病治疗途径，成为新一轮的医疗技术革命的核心。

二、战略价值

掌握前沿科技创新技术和拥有自主知识产权对推动国家发展具有关键作用。根据自然指数发布的《2021 年全球大学 / 机构排名》统计，中国科学院继续位列榜首，我国共有 20 多个大学 / 机构顺利挺进全球前 100 名，但高质量研究最大产出国仍然是美国。目前我国在再生生物医学领域的论文数量排名国际第 2 位。

再生生物医学引领了生命科学发展的前沿，结合前沿技术交叉融合，面向重大疾病与健康需求，对我国的科技发展与创新具有重大战略意义。一方面，我国社会经济的可持续发展是以人民的健康与幸福为支撑的，人口健康状况直接影响国家的发展水平。另一方面，在第六次科技革命中再生生物医学将成为核心与引领的支柱学科之一，我国确立了到 2035 年跻身创新型国家前列的战略目标，一定要抓住新一轮科技革命和产业变革的机遇，乘势而上，积极抢占科技制高点。科学技术是第一生产力，大力发展再生生物医学，在基础前沿领域奋勇争先，对于加快建设科技强国，实现高水平科技自立自强至关重要。国家层面的统筹协调和政策规范方面的保障，以及我国在再生生物医学领域取得的研究成果，都为我国再生生物医学的进一步发展奠定了基础。

《"健康中国 2030"规划纲要》将"干细胞与再生医学"作为重大科技项目列入规划纲要。《知识产权重点支持产业目录（2018年本）》中，将干细胞与再生医学、免疫治疗、细胞治疗、基因治疗等划为国家重点发展和亟需知识产权支持的重要产业。在《中华人民共和国国民经济和社会发展第十四个五年规划和 2035 年远景目标纲要》中也强调要大力发展生物医药技术的创新。一方面巩固我国现有的在细胞和基因治疗领域构筑的优势，另一方面希望通过完善和加强合同生产、合同研发生产等商业模式来推动再生生物医学产业的快速发展。

此外，我国也在积极完善再生生物医学领域的行业法规。出台了再生生物医学相关的临床研究质控要点、《人基因治疗研究和制剂质量控制技术指导原则》、《细胞治疗产品研究与评价技术指导原则（试行）》和针对基因修饰药物的研究与评价技术指导原则等法规，旨在规范再生生物医学的管理体系并加速该领域的产业化发展，使其成为我国新的经济增长点。

再生生物医学也被发达国家列为国家重点发展领域，涉及巨额投资和大量干细胞和再生生物医学研究中心的建立。美国国立卫生研究院（NIH）及美国国家科学基金会在 2011 至 2021 年间共资助再生生物医学项目超过 6 万项，总资助金额数百亿美元。美国卫生与公众服务部于 2020 年发布的报告中提到，以企业为主的私营部门已在再生生物医学领域投入 40 亿美元用于科技研发，而政府更应加大在该领域的资金支持并开展多部门合作，来应对日趋严重的人口老龄化问题，以及提高心脏病、中风、糖尿病、癌症等疾病的治疗水平，并缓解器官移植中供体匮乏的社会问题。与此同时，美国各州府也大力支持再生生物医学领域的发展。美国加利福尼亚州建立了加州再生医学研究所（California Institute for Regenerative Medicine，CIRM）。在过去数年间，CIRM 获得了数十亿美元的经费支持，设立了超过 1000 项再生生物医学研究项目，这使得该研究所成为全球领先的干细胞研究资助机构。

除美国外，其他发达国家也将再生生物医学视为国家科技与产业发展的核心之一。英国在 2010、2012 和 2017 年发布的"科技与创新"系列报告中，连续强调了发展再生生物医学的必要性；日本政府也将再生医疗等尖端医疗技术作为"新经济增长战略"的重要支柱，致力于在 2030 年普及干细胞再生医疗。

三、带动多学科汇聚融合发展

再生生物医学的研究成果向临床应用转化，不仅带动了整个医疗界的革新，同时也带动了以再生生物医学产业为核心的其他相关领域产业的发展。不仅为解决我国人口健康的瓶颈问题提供了新的技术支持，同时也推动了社会经济的发展与转型。随着以干细胞技术为核心的再生生物医学不断向前发展，在世界各国的大力扶持之下，干细胞技术取得一系列重大成果转化，一些干细胞药品也相继进入临床试验阶段，有些甚至已获批上市。在再生生物医学领域，美国、日本等发达国家一直处于领先水平。目前，全球已经批准了多种干细胞药物，然而新药监管水平较高的 FDA 对干细胞药物（不含孤儿药和造血干细胞产品）的批准尤为谨慎。

　　再生生物医学是一门多学科交叉融合的新兴学科，其发展是多学科共同孕育的结果。同样，再生生物医学的发展也将带动多学科汇聚融合发展，推动其他学科的技术创新与实践应用。例如，基因与细胞治疗、器官再造等技术发展变革并进入临床试验，将带动分子生物学、表观遗传学、细胞生物学、发育生物学等基础科学的研究进入新层面；针对复杂疾病如何建立基因治疗策略等关键科学问题，再生生物医学将带动具有自主知识产权的、安全高效的基因编辑工具和递送系统的建立，以及标准化、工程化改造的干细胞药物递送的研发；针对组织工程中多类型细胞互作原理、组织工程产品和体内环境的吻合、完整组织工程产品的体外功能维持等关键科学问题，再生生物医学将进一步开展生物与材料互作的研究，促进新型生物材料胚胎干细胞的制备；针对跨尺度解析生命的结构、结构与功能的关系等关键科学问题，再生生物医学将带动 3D 打印等关键技术的革新，并由此促进生物科学、材料科学、物理学和化学等相关学科的汇聚融合；针对再生生物医学中细胞命运调控、细胞功能的加强与改造和组织器官的重现再生等难题，合成生物学中基因线路的设计、写入以及模块化的工程组装有望提出新的解决方案；针对生物制造过程中的三维动态可控、解析生物制造与发育的关系、生物界面的动态变化理论等关键科学问题，再生生物医学将推动生物智造等新兴产业的形成与成熟，促进基础科学产业化、工程化、信息化和智能化的发展，最终带来全行业乃至全社会的巨大变革。

第三节 再生生物医学的重大需求

一、社会发展的迫切需求

（一）出生缺陷

我国是世界上出生缺陷高发的国家，出生缺陷已成为我国 5 岁以下儿童死亡的主要原因。再生生物医学在出生缺陷疾病领域至关重要，目前预期能够解决一些出生缺陷疾病。例如，脊柱裂是我国常见的先天性缺陷类疾病，部分患儿会出现腿部麻痹乃至瘫痪，以及膀胱或肠道缺失等症状。可通过脊髓脊柱修复手术将缺陷缝合，但胎儿及新生儿手术风险较高，易引发早产或其他严重并发症。来自日本的 Umezawa 研究团队开发出的基于干细胞技术的微创 3D 皮肤移植则为治愈脊柱裂提供了可能。此外，英国的 Massimo Caputo 和 Paolo Madeddu 研究团队发现，脐带间充质干细胞有望成为治疗先天性心脏病的关键移植物，用于减少治疗某些先天性心脏病患儿的手术次数。

（二）人口结构

人口老龄化是经济社会发展的产物，也是 21 世纪人类社会共同面临的重大课题。我国人口老龄化速度之快、老年人口数量之多、应对人口老龄化任务之重，在全球前所未有。随着人口老龄化的加剧，针对老年群体的医疗健康相关的服务需求也在日渐增多，疾病的诊治、用药以及康复等一系列需求，都在考验着现有医疗的承受能力。

目前再生生物医学被广泛应用于衰老相关疾病及综合征的治疗研究中，例如神经退行性疾病、骨髓衰竭、糖尿病和心血管疾病等。随着平均寿命的显著延长以及人口老龄化的加剧，神经退行性疾病（帕金森病、阿尔茨海默病等）等重大疾病的发病率逐年提升。神经退行性疾病多发于老年群体。其发病机制尚不清晰，针对性分子药物的开发较为困难。再生生物医学则为治愈神经退行性疾病提供了新途径。截至2021年11月，在ClinicalTrials临床试验数据库注册的干细胞治疗阿尔茨海默病的临床研究项目有30项，干细胞治疗帕金森病的临床研究有30多项。我国也开展了人胚胎干细胞来源的神经前体细胞治疗帕金森病的临床研究。该项目主要由中国科学院动物研究所和郑州大学第一附属医院神经内科和外科多名专家共同承担，是基于公共干细胞库和细胞配型进行的人胚胎干细胞临床研究。研究团队将人胚胎干细胞分化为多巴胺能神经前体细胞并经过免疫配型后，精准地移植到帕金森病患者体内，并进行为期12个月的有效性评测。

（三）重大疾病

近20年，心脏病一直是全球的主要死亡原因之一，且心脏病相关死亡病例呈逐年增加的趋势。此外，阿尔茨海默病和其他形式的痴呆症，以及糖尿病成为新的全球十大死亡原因，在临床上仍缺少有效的治疗策略。可喜的是，多项临床研究结果证实，再生生物医学技术能够对心血管疾病、神经性疾病、恶性肿瘤和代谢类疾病等实现有效的干预与治疗，揭示了再生生物医学在人口健康方面不可估量的应用价值。

在我国，重大疾病呈现"三高一低"的趋势，即发病率越来越高、治疗费用越来越高、治愈率越来越高、发病有低龄化趋势。其中，我国癌症的发病率与死亡率位居世界第一。再生生物医学在癌症领域以及其他重大疾病的治愈中拥有广阔前景。例如，研究人员利用来自人类皮肤细胞制造的干细胞成功捕捉并且杀灭了胶质母细胞瘤，使患者的生存率增加 160%～220%。此外，CAR-T 是目前癌症治疗领域的研究热点，被认为是肿瘤终极治疗方法之一。2020 年，我国成功研发了突破性疗法 LCAR-B38M CAR-T 细胞自体回输制剂，该药用于治疗多发性骨髓瘤。

二、经济带动的新兴产业

以干细胞为核心的再生生物医学不仅为解决上述人民健康问题提供了以生物技术为基础的更加高效的新途径，也驱动了巨大的新兴产业发展。2021 年上半年，全球再生生物医学和先进疗法的研发机构约为 1000 多家，募资比 2020 年同期大幅增长。

随着基础科学研究与临床转化的不断突破，2021 年上半年，全球有 2000 多项临床试验正在评估再生疗法的效果。这些疗法针对的适应证领域广泛，包括肿瘤、肌肉骨骼疾病、中枢神经系统疾病、罕见基因疾病等。其中约一半的临床试验专注于肿瘤学领域。

突如其来的新冠疫情席卷全球，给人类健康与生活生产带来了巨大影响。基于临床医疗需求，科学家们致力于利用再生生物医学治疗新冠病毒感染及其相关并发症。通过 CellTrials.org 检索已发表文献，发现从 2020 年 1 月至 2021 年 6 月，全球注册了 100 多项利用细胞治疗技术预防或治疗新冠病毒感染的临床试验。39% 的临床试验使用了围产期来源的细胞，其中 79% 是干细胞，余下

21%为免疫细胞。这些临床试验充分揭示了再生生物医学技术在应对国际公共卫生紧急事件中的广阔前景。

作为结合生命科学、材料科学、临床医学、工程学和计算机科学等学科发展而成的新兴学科和产业，再生生物医学的迅猛发展意味着多种严重疾病的患者能够通过再生生物医学技术获得革命性的创新治疗手段，其发展也必将带动整个医药生物领域的发展，有利于在我国形成一个拥有自主知识产权的生物技术产业新领域。

三、未来发展的长远之计

随着再生生物医学技术的不断成熟，再生生物医学可能为一些重大疾病的治疗提供终极治疗方案。利用再生生物医学有望建立各个人体组织器官的集合工厂，可以在需要的时候能够像制造机器零部件一样定制各种组织器官，实现组织器官重建和真正意义上的全面再生。再生生物医学相关研究的发展和进步，一定程度上给我国未来生物领域、科技领域乃至国家发展带来新的机会和希望，是我国未来发展，实现高水平科技自立自强的长远之计，在提升我国国际地位、推动建设人类命运共同体等方面具有重大战略意义。

（一）提升我国国际地位

目前，越来越多的国家投入到再生生物医学的研究中。美、日等科技大国在相关基础研究、临床和专利等方面占有领先地位，并制定了较明确的发展路径。我国在再生生物医学领域从基础研究、临床转化到专利申请等方面都已取得一些可喜成果，很有可能在世界范围内进入领跑地位。再生生物医学方面的发展，是国家科技创新竞争力和科技创新实力的体现。科技创新领域的自立自强是提升我国国际地位的关键助力。因此，再生生物医学领域的进一步加速推进和闯进"无人域"的重大发现发明对于进一步提升我国再生生物医学领域的原始创新能力和国际竞争力有着重要意义。

随着再生生物医学领域的发展，在一些重大疾病治疗过程中，可以直接在疾病发生发展前进行阻断，也可以对机体损伤部位进行修复和再生，甚至是替换，从而实现疾病的彻底治愈。在面临全球人口健康问题时，全球合作是应对重大疾病的共赢举措，再生生物医学的发展也得益于全球科技合作与交流。再生生物医学研究的影响力如今已然超越研究活动本身，其意义与价值或将成为影响国际政治经济关系和国际社会发展规则的重要力量。在这样的条件下，我国在针对全球人口健康问题方面的更多原创性工作和新进展有助于为解决全球人口健康问题提出新的方案，同时在国际合作交流中实现共享共赢。

当今世界，经济实力、国防实力和民族凝聚力越来越成为综合国力的体现。再生生物医学在军事与国防医学中可为颠覆性技术发展添砖加瓦，同时，其相关基础研究的临床转化与专利申请在提升科技创新竞争力的基础上有望催生更大的经济利益。因此，基于国家安全利益和发展利益，再生生物医学领域的推进有利于我国国防实力与经济实力的同步提升，在推进富国强军中提升我国国际地位。

（二）建设人类命运共同体

建设人类命运共同体是我国应对全球大发展大变革时提出的

中国方案，而科技创新在塑造人类命运共同体进程中不可或缺。当前，再生生物医学领域的发展推动着生物科技创新的大变革，新一轮变革正广泛渗透到人民健康、社会经济、国家军事、国际政治等领域。在科技创新的过程中，再生生物医学领域内国内外合作交流态势良好，形成了开放的科研格局，这为实现可持续发展并构建人类命运共同体夯实了基础。

面对威胁全球人口健康的问题，我国应积极参与到应对人类共同挑战的行动中。无论是干细胞基础研究，还是组织器官的再造以及细胞治疗、基因治疗、胚胎干细胞疗法等手段的突破与推进，都证明着再生生物医学在应对全球健康威胁和人类共同挑战中发挥着重要作用。在突如其来的全球新冠疫情中，我国积极开展相关科研工作并进行科研数据和信息的共享，切实推进国际交流合作，竭尽所能为国际社会提供援助，与其他国家与地区携手共同应对这场重大新发突发传染病，并且在再生生物医学领域中也出现了协助治疗新冠病毒感染的新型干细胞药物。建设人类命运共同体这一概念的提出，体现了我国对于科技成果最大程度上惠及全民、造福人类的价值理念，再生生物医学领域的发展对于促进全球共赢共享、建设人类命运共同体具有重大意义。

第四节　再生生物医学的国际态势

2010～2020年，在各个国家政府扶持和市场需求的推动下，再生生物医学研究得到了跃层式的发展。基于 Web of Science（WOS）数据，2010 年以来，干细胞相关研究持续活跃，组织工程研究也得到快速的发展。此外，临床试验申报也在逐年增加，在基础研究成果的推动下，临床转化进入了高速产出的快车道。对各个国家 / 地区再生生物医学领域的文献、专利和临床试验数量进行检索（数据来源：WOS）发现，美国、中国、德国、日本和英国排名靠前。相比于 2000 ～ 2010 年的数据，中国无论在干细胞或组织工程领域，都得到快速的发展，但与国际先进水平仍然有差距。

一、发展方向与思路对比

为保证再生生物医学相关研究的健康发展，2003 年我国就已发布了《人胚胎干细胞研究伦理指导原则》，2015 年又下发了《干细胞临床研究管理办法（试行）》和《干细胞制剂质量控制及临床前研究指导原则（试行）》。2016 年，卫生管理部门将"强化干细胞临床研究管理"作为规范管理重点之一。在国家科技部《"干细胞及转化研究"重点专项 2019 年度拟立项项目公示清单》中。多个项目获得中央财政经费的支持。2021 年国家卫健委在《对十三届全国人大三次会议第 4371 号建议的答复》中提出：我委一直鼓励和支持干细胞、免疫细胞等研究、转化和产业发展。干细胞、免疫细胞等细胞制剂具有明显的药品属性。2022 年，国家科技部发布了国家重点研发计划"干细胞研究与器官修复"等重点专项 2022 年度项目申报指南。指南围绕干细胞命运调控及机理、干细胞与器官的发生和衰老、器官的原位再生及其机理、复杂器官制造与功能重塑、基于干细胞的疾病模型等重点任务进行部署。其中干细胞及器官衰老的干预技术研究是重点方向之一。在相关政策指导下，国家 973 计划、863 计划以及国家自然科学基金等对干细胞、治疗性克隆、组织工程技术与产品、再生生物医学相关评价体系等进行了资助。

二、开展再生生物医学研究的主要国家及地区

进入 21 世纪，随着医疗技术的飞速发展，再生生物医学为治疗棘手疾病带来了希望，给陷入绝望的患者提供了新的希望。再生生物医学也成为继药物治疗、手术治疗后的第三种疾病治疗途径。各个国家也制定了相应的政策和法规来规范和促进再生生物医学研究领域的健康发展。

（一）美国

出于宗教和伦理的考虑，美国政府对干细胞研究的资助政策以及对胚胎干细胞和治疗性克隆的研究仍然存在诸多的限制，但是政府不禁止私人资金资助胚胎干细胞研究。部分州仍把具有巨大医学应用潜力和社会经济价值的胚胎干细胞作为新兴生物医药产业的发展重点，并在州立法中确定了再生生物医学相关研究的合法地位，建立研究机构，提供充足的科研经费，以吸引该领域优秀的科学家。新泽西州作为全美第一个布局"干细胞研究 10 年规划"的州，决定为干细胞研究实验室拨款。同年，加利福尼亚州也通过了"干细胞研究与治疗倡议"，发展加州再生医学研究所。随后，康涅狄格州、伊利诺伊州和马里兰州等宣布为干细胞的研究提供为期 10 年的资金支持。艾奥瓦州不仅废除了"禁止干细胞研究"的相关法律，而且明确了干细胞研究的合法性并为干细胞研究投入为期三年的总额达数亿美元的支持。尽管美国部分州针对胚胎干细胞的相关研究仍有争议，但随着越来越多的州对

干细胞研究领域的重视与财政投入，2010～2020年，美国再生生物医学领域研究成果在全球再生生物医学领域居首。

总之，纵观美国在再生生物医学领域的政策变化，可以看出美国政府在制定再生生物医学研究领域相关政策法规时，不仅受到科学家研究成果的推动，也受到保守派的强烈掣肘及选举政治立场的左右。近年来，随着美国政府政策的不断变化以及美国私人资金对再生生物医学研究的持续支持，美国再生生物医学研究在饱受民众非议中持续发展，始终保持着国际领先的地位。

（二）日本

日本对于发育生物学领域非常重视，也是全球较早对干细胞医疗立法的国家。日本于2000年启动了"千年世纪工程"，将"以干细胞工程为核心技术的再生医疗"作为四大重点领域之一。为进一步促进和规范人胚胎干细胞的科学研究及医疗应用的安全有效性，日本公布了《人胚胎干细胞产生及利用指导原则》。2006年，山中伸弥在细胞重编程研究中取得重大成就，标志着日本在诱导多能干细胞研究中已经处于国际领先水平。日本起草了关于iPSC开发及临床应用的10年计划，颁布了《人胚胎干细胞研究指南》《再生医学促进法》《再生医学安全法》等法规，拓展了胚胎干细胞的研究范围，同时简化了再生医疗产品的审批流程，加速了再生生物医学领域研究成果向市场化转变的进程，推动并巩固了日本在"以干细胞为核心的再生医疗技术领域"里的国际领先地位。

同时，日本通过立法建立了完备的再生医疗监管体系，根据风险高低对临床再生医疗技术进行分类审批，较早将再生医疗产品单列为独立于药品、医疗器械及化妆品之外的第四类医疗产品。

但是与此同时，由于宽松的市场监管，已经批准的干细胞疗法在治疗严重疾病方面缺乏科学证据，其安全性和有效性得不到保证，患者因此可能得不到有效的治疗，这对再生生物医学的临床转化造成了不良的影响。2016年，日本研究人员利用猴子皮肤细胞产生的干细胞修复病猴受损的心脏。同一年，大隅良典在细胞自噬机制的研究获得诺贝尔奖，增加了日本对再生生物医学研究和临床转化的信心。2018年，本庶佑在免疫细胞治疗的研究获得诺贝尔奖，这显示出了日本在再生生物医学研究领域的全球竞争力。日本对再生生物医学安全相关法案进行补充修订，以保障其顺利实施。2019年，日本批准了"人与动物胚胎实验"，尽管到目前为止，该项目并未获得预期成果，但对再生生物医学领域的研究却有着巨大的意义。

综上，日本在再生生物医学领域取得众多里程碑意义的成果。2010～2020年，日本再生生物医学领域研究成果数量约占全球的6%。这些成果得益于日本政府对研发投资重点领域的准确研判，以及在再生生物医学领域研究的宽松政策。但是宽松的政策也引发了日本再生生物医学临床转化的乱象，致使未经严格审批的产品流入市场，安全性和有效性得不到保证。

（三）欧盟

欧盟也非常重视再生生物医学的基础研究，并通过欧洲科学基金会（European Science Foundation，ESF）等加强成员之间的合作，为成员的基础研究提供资金支持。1998年颁布了《关于生物技术发明的法律保护指令》，旨在促进生物技术发明的商业应用和传播。ESF于2005～2008年资助了EuroSTELLS项目，通过该项目成功获得干细胞生物学相关的基础知识，并为国际干细胞研究学会（ISSCR）制定《干细胞研究与临床转化指南》提供财政支持，进一步提升了 ESF 在医学领域的国际影响力。2014 年，"地平线 2020"计划启动，多年期研究投资 703 亿欧元，研究内容涵盖了组织工程和再生生物医学的技术开发以及临床研究。该计划的意义已超越其本身的科学研究价值，在整合欧洲各国科研资源和促进科技创新的基础上，大力推动经济增长的同时提供了更多的就业岗位。

德国对再生生物医学领域高度重视。2006 年发布了《德国再生医学研究报告》，对德国的再生生物医学进行了战略性探讨。2007 年宣布投入 500 万欧元用于其后三年内的非胚胎干细胞相关研究。2008 年，为拓展干细胞研究范围，尽管在德国境内建立胚胎干细胞不被允许，但其立法允许研究人员使用进口胚胎干细胞开展相关研究。德国的"高技术战略"积极鼓励再生生物医学领域的研究创新和产品研发。

总之，欧盟在推动各成员再生生物医学研究方面制定了纲领性的政策，并提供相应的资助，有利于在更高层面整合整个欧洲的科研骨干力量，促进再生生物医学发展。与此同时，各个成员也积极推动再生生物医学研究的发展，其中德国、意大利和法国取得了不错的成绩。

（四）英国

英国秉承利用科技进步推动经济发展的思路，为干细胞研究领域提供了较宽松的政策环境，实行人体细胞核移植研究合法化和人兽胚胎研究合法化，并成立了政府性干细胞库。2005 年，英国时任首相布莱尔宣布在 3 年内向包括干细胞研究在内的生物技术领域投资 10 亿英镑。同年英国干细胞基金会（UK

Stem Cell Foundation，UKSCF）成立，与英国国家医疗服务体系
（National Health Service，NHS）、英国医学研究理事会（Medical
Research Council，MRC）、英国生物技术与生物学研究委员会
（Biotechnology and Biological Sciences Research Council，BBSRC）
共同协作，为英国再生生物医学研究领域寻找互益的国际合作，
简化资助手续，为干细胞技术快速从实验室向临床转化提供便利
条件。

三、开展再生生物医学研究的主要研究机构

随着再生生物医学研究领域的迅速发展，各国看到再生生物
医学研究带来的巨大利益，纷纷增加投入。2010～2020年，干细
胞研究发展较早的美国、日本继续保持领先地位，而中国、德国、
英国等国家也在再生生物医学领域得到快速的发展，研究水平进
入世界前列。由于国家、地方政府的政策扶持和部分企业的资助，
在干细胞研究领域取得突出成绩的几个国家涌现出一批干细胞与
再生生物医学研究机构，如加州再生医学研究所、哈佛大学干细
胞研究所（Harvard Stem Cell Institute，HSCI）、McGowan再生医
学研究所、京都大学iPS细胞研究所和爱丁堡大学再生医学中心
等，取得的大量研究成果极大推动了再生生物医学研究领域的进
步。下面对部分再生生物医学研究机构进行介绍。

（一）加州再生医学研究所

加州再生医学研究所致力于开展干细胞研究和治疗计划，满
足患者的干细胞治疗需求。基于此目的，CIRM进行干细胞研究的
基础设施建设和培养干细胞研究的人才，并对干细胞研究项目进

行投资。该研究所为加速干细胞研究成果的临床转化以及满足患者的医疗需求提供了重要的服务。CIRM 建立了多个世界一流的研究中心以及干细胞临床试验中心。CIRM 建立了一套新的科研资助机制，适用于传统的公立资助方式所不愿资助的前沿性研究，架构包括由病患代表、专家、产业界人士组成的独立的监事会，由专家组成的经费项目组，由领域专家、外审专家、病患代表组成的临床试验委员会和由财务专家组成财务审计委员会。CIRM 推动 Alpha 诊所网络的组建，促进高校等机构间的合作，支持临床试验。

（二）哈佛大学干细胞研究所

哈佛大学干细胞研究所旨在利用干细胞和再生生物医学研究成果，找到治疗人类疾病的新方法。该研究所开展了多个疾病计划，包括癌症计划、糖尿病计划、神经系统疾病计划等。每个项目由 1～2 名研究员主导，对特定疾病的研究可以有针对性地开发新疗法，并且引导世界级的资源，利用干细胞研究来治疗最普遍、最具破坏性的疾病。HSCI 的种子资助项目和初级教师计划为干细胞研究的创新早期项目提供了资金，有助于孵育新的干细胞研究项目。HSCI 有数百名研究员，分布在哈佛大学内部和存在合作关系的公司等，共同推进干细胞研究，发现治疗患者的新方法。研究所现在与多家制药公司合作开展联合研究项目，其员工已创立了多家与干细胞有关的公司。

（三）McGowan 再生医学研究所

McGowan 再生医学研究所由匹兹堡大学医学中心联合匹兹堡大学，在 McGowan 人造器官中心的基础上建立。该机构旨在开发和提供修复因疾病、创伤或先天性异常而受损的组织和器官功能的疗法，解决组织和器官不足的问题，促进再生生物医学相关技术的快速商业化，加快该领域研究成果向临床应用和患者友好的最终目标快速推进。同时，该机构也注重下一代科学家、临床医生的教育培训。

研究人员包括工程师、科学家和临床医生。研究所下设有脂肪干细胞中心、恢复性医学创新中心、军事医学研究中心等。研究所有三个主要研究方向：组织工程和生物材料、细胞疗法、医疗设备和人造器官，同时致力于相关技术的临床转化。组织工程最基本也是最大的挑战就是如何使生物材料和支架材料相结合，并产生有功能的组织结构。目前，该研究所的细胞生物学家和工程师正紧密合作，使用生物可降解材料，并对材料进行修改，以产生有功能的组织结构。该研究所在细胞疗法方面的研究最为广泛，通过和临床医生的密切合作，开发针对多种遗传性疾病、机械性损伤和缺陷组织的新疗法。医疗设备和人造器官的开发是该研究所的一个重要特色方向，通过开发生物和合成元件的组合，促进器官恢复以及通过自然修复机制挽救器官功能。该方向通过干细胞、基因治疗或组织工程的新疗法来修复或替换受损器官，以此开发能够维持、改善甚至恢复患病器官功能的新技术。人造器官在未来也有可能完全替代自然器官，彻底解决器官短缺的问题。

该研究所与匹兹堡大学医学中心联系紧密，使该研究所成为全美最好的临床研究中心之一。此外，该研究所与美国国防部也有密切的合作，军事医学研究中心通过再生生物医学研究开发治疗战伤的新疗法，促进新疗法的临床评估和转化。

（四）京都大学 iPS 细胞研究所

京都大学 iPS 细胞研究所（CiRA）旨在促进干细胞的临床应用，希望通过干细胞和再生生物医学的研究进一步促进 iPS 细胞技术的开发，从而使 CiRA 成为世界上权威的 iPS 细胞研究机构。研究方向包括初期细胞重编程、细胞增殖分化、临床应用和 iPS 细胞治疗。

山中伸弥曾担任研究所主任，他在 iPS 研究中取得了开创性研究成果。山中伸弥及其团队先后成功获得小鼠和人的 iPS 细胞，使得干细胞研究摆脱了必须从胚胎中获得干细胞的束缚，增加了干细胞研究材料的获取来源，更减少了干细胞研究的伦理审查，为干细胞相关研究打开了新思路。此外，CiRA 建立了 iPS 细胞研究基金会，支持对 iPS 细胞的基础研究和临床应用研究，在知识产权体系支持下，为相关研究成果提供产权保护。CiRA 也非常注重下一代科学家的培养，通过与京都大学及其附属医院的合作，促进年轻科学家的交流和临床应用的开展。

（五）爱丁堡大学再生医学中心

英国爱丁堡大学再生医学中心主要研究干细胞、疾病和组织修复，旨在为主要疾病开发新的治疗方法，包括癌症、心脏病、肝衰竭和帕金森病等。依托爱丁堡大学和附属医院的临床研究平台，该中心可以将基础研究成果迅速向临床治疗方向转化。

该中心参与组建了组织修复中心，以癌症、心脏病、肝衰竭和退行性疾病（如帕金森病）为主要研究方向，开发修复和治疗受损组织的新疗法。围绕社会需求开展研究项目，易获得人们的支持和理解，更有益于研究成果向临床产品的转化。

四、资本与企业对再生生物医学的投入

全球资本及企业非常重视再生生物医学研究，部分国家从国家战略角度布局推动再生生物医学发展，为其进行顶层设计。其中，美国为再生生物医学产业的发展建立了"政府－企业－资本市场"多元化的良性资本投入体系。部分国家针对再生生物医学领域中的组织工程相关研究成立了规模较大的科学研究和医疗中心，为再生生物医学的基础研究、相关产品的临床试验及医疗设备研制提供了重大支持。

据美国再生医学联盟（ARM）发布的报告，2021年再生生物医学领域融资额高达200多亿美元，越来越多的资本及企业投入再生生物医学的研究之中，并取得了不错的成果。这些资助创造了研发和产业岗位，培养了科研人员和技术工人，发表了研究成果和论文。根据Statista统计，2021年全球再生生物医学市场规模约为169亿美元，预计2030年可达近千亿美元。

以干细胞为核心的再生生物医学正处于重大科学技术创新与革命性突破的进程中。随着生物科技和临床医学的迅猛发展，再生生物医学必将在第六次科技革命中成为重要支柱之一。

第二章

我国再生生物医学研究

及产业发展概况

近年来，再生生物医学的发展如火如荼，是当今生命科学备受关注的前沿领域之一。随着国际竞争的日趋激烈，再生生物医学的发展水平已逐步成为衡量一个国家或地区生命科学与医学综合实力的重要指标。不仅如此，大力发展再生生物医学也是推进健康中国建设的重要战略举措之一，近年来受到国家重视和支持。我国在该领域相关的基础研究、临床研究、专利申请和科研论文的发表上，都取得了重大的突破，让再生生物医学尽快实现临床转化，造福人民生命健康，已成为下一步的重点发展方向。

国人的疾病谱伴随着人口结构改变。深入观察近十年的变化趋势可以发现，缺血性心脏病和恶性肿瘤增长较快。此外，我国作为人口大国，每年有大量的组织、器官缺损或功能障碍病例，需要进行组织再生修复或器官移植治疗，且供体缺口巨大。显然，依赖人体组织器官捐献无法满足需求。

综上所述，为满足广大人民的生命健康需求，应大力推动我国再生生物医学的发展，特别是基础研究和应用研究成果的临床转化迫在眉睫。本章共分为四个部分，分别介绍：我国再生生物医学发展趋势与方向，我国再生生物医学研究重要代表性成果，我国再生生物医学产业发展情况，国内外对比分析。通过上述四个方面向读者展示我国再生生物医学研究及相关产业的发展情况。

第一节　我国再生生物医学发展趋势与方向

一、我国再生生物医学领域发展历史

再生生物医学利用多个前沿交叉领域，组织工程、细胞疗法、基因疗法、医疗设备和人造器官等都可以作为再生生物医学的方法与工具，在多种复杂难治性疾病中发挥重大作用。再生生物医学的发展始于人类对于自然界某些生物强大的再生能力的探索，如水螅、蝾螈、壁虎等都具有再生身体受损部位的能力。

我国是人口大国，对于组织修复和再生医疗技术有巨大的市场和应用需求。近年来，我国在遗传学、发育生物学、干细胞与再生医学以及组织工程学等领域取得了一系列重要的进展和长足的进步，使得我国在再生生物医学领域拥有了一定话语权。我国再生生物医学领域的发展也是一个逐渐规范、政府支持力度逐渐加强的过程。20 世纪 90 年代至 2008 年，我国出台了大量支持干细胞研究的激励政策，促使干细胞研究迅猛发展，但临床技术的不规范应用导致一定时期内出现了乱象。2009 年到 2011 年是我国对干细胞领域集中进行规范化整治和管理的阶段。2015 年发布《国家重点研发计划干细胞与转化医学重点专项实施方案（征求意见稿）》，涵盖 2015～2020 年干细胞领域总体目标和任务，标志着我国有序开展干细胞临床治疗时代的来临。截至 2022 年 4 月，全国已有 100 多家医疗机构完成了干细胞临床研究机构的备案，100 多个干细胞临床研究项目备案，神经系统疾病、妇科病、呼吸系统疾病、肝病、骨科疾病备案项目均达 10 项及以上。此外，我国近几年也在免疫细胞治疗、基因治疗等再生生物医学领域相关技术方面取得重大突破，在癌症以及罕见病的治疗方面取得了巨大进展。

二、我国再生生物医学领域发展现状

人类也同世上其他生灵一样生、老、病、死。而疾病的产生往往不是突然的，通常是从某个细胞某个组织开始，进而扩散到器官，最终导致多器官的崩溃。如果在疾病的萌芽时期，在个别组织甚至细胞刚进入病变状态时，及时对其进行修复再生，或者更新替换，那么整个病态就有可能改善或逆转，获得新生与活力的组织和器官能够更好发挥各自的功能，从而使生命得以延续。

干细胞，被称作是具有强大的修复与再生能力的种子细胞，具有修复、替换、更新体内细胞进而修复组织的能力，其功能是改善和恢复损伤组织和器官，或者帮助、促进新的组织与器官的构建，这样损伤组织和器官被重建和更新。科技日新月异，干细胞的研究也在不断深入。基因工程技术、组织工程、材料化学等多学科不断发展，随着这些学科同干细胞研究的交融，再生生物医学的内涵也在不断扩大。近年来，我国将干细胞与再生医学研究确立为重要战略部署领域，对干细胞与再生医学的基础研究、关键技术、资源平台建设以及产业化发展给予了大力支持。通过973计划、863计划、国家自然科学基金、中国科学院战略性先导科技专项等，我国不断提升对干细胞与再生医学领域的资助强度和研究布局。"十三五"规划提出发展先进高效生物技术，开展疫苗、抗体研制、免疫治疗、基因治疗、细胞治疗、干细胞与再生医学、人体微生物组解析及调控等关键技术研究，在干细胞基础与转化方面持续加强投入与布局。我国已有CAR-T产品上市：阿基仑赛注射液、瑞基奥仑赛注射液，同时多种细胞治疗产品处于临床试验阶段，具有广阔的发展前景。

此外，我国重视干细胞研究临床转化的政策规范制定工作，发布了《干细胞临床研究管理办法（试行）》《干细胞制剂质量控制及临床前研究指导原则（试行）》《细胞治疗产品研究与评价技术指导原则（试行）》《人源性干细胞及其衍生细胞治疗产品临床试验技术指导原则（征求意见稿）》《免疫细胞治疗产品临床试验技术指导原则（试行）》《基因治疗产品长期随访临床研究技术指导原则（试行）》等多项文件。这些文件的出台改变了我国干细胞临床研究无规可循的状况，促进了干细胞临床研究的健康发展，并对我国干细胞与再生生物医学的转化研究及产业市场的形成发挥巨大的推动作用。

尽管与美国相比，我国再生生物医学研究起步较晚，监管体系的建立相对滞后，但在政府的大力支持下，历经了探索期之后，随着行业成熟度的提高，目前行业监管已逐步向体系化、规范化发展，我国干细胞与再生生物医学领域研究已经跻身国际先进行列。

三、我国再生生物医学领域面临的挑战和对策

（一）再生生物医学的突破急需多学科交叉

再生生物医学是一个基于多重知识体系、多技术整合、多学科融合交叉的战略性新学科，再生生物医学的发展涉及基础研究、产品研发、临床转化等多个阶段。目前，再生生物医学的发展仍然面临着许多瓶颈。

如何提高高等哺乳动物再生能力以及利用可控的原位再生修复治疗受损组织、器官或损伤相关疾病是再生生物医学最终极、最具挑战的科学问题。然而，目前对非再生物种非再生组织再生能力的研究其少，缺乏对再生关键机制的研究，目前也没有有效的手段可以调控非再生的组织器官进行再生修复。组织器官体外再造是再生生物医学领域一个很有前景的方向，但是，除了少许特例，大部分替代器官还不能移植入人体。其中的核心问题之一便是，使用以上提到的方法制造出的组织或器官在生理状态下无法维持生存以及无法发挥正常的功能。其中涉及生物学、免疫学和分子生物学等学科。目前，3D打印技术也被应用于体外器官再造领域。然而，3D打印器官离临床应用还有遥远的距离，这一个过程需要组织工程学、分子生物学、细胞生物学、生物材料学、生物力学、发育生物学和生物反应器设计等学科的通力合作。

再生生物医学是一个涵盖基础科学与临床治疗、多学科交叉融合的新兴领域，因此迫切需要基于顶层设计，建立完善的系统转化与整合的机制。因此，我国想实现再生生物医学的发展需要从以下几方面发力：注重多学科的交叉融合；鼓励基础理论研究，加强基础理论创新与突破；更加聚焦生物医学技术突破及应用，新技术的应用将大力推进再生生物医学的发展。

（二）再生生物医学临床转化缺乏相关标准

总体来说，我国的再生生物医学基础与临床研究正处于蓬勃发展中，逐步同国际接轨。但我们也应该注意到，把干细胞作为药物制剂输送到患者体内的治疗方式本身也存在着细胞异常分化、致瘤性、免疫原性等多种安全风险。因此，应该严格把关研究与产品质量，按照相关临床标准和国际上主流的技术指导原则，对再生生物医学相关产品的临床试验进行严格的监管。

同时，再生生物医学产品在细胞来源、类型以及制造工艺等方面差异较大，并且相较于传统药物而言，再生生物医学产品的治疗机制以及在人体内的活性更为复杂。这决定了再生生物医学产品的研发迫切需要标准化。因此，如何增强再生生物医学产品研发的能力以及如何建立相关产品的规范流程、质量标准及审批方式，已经成为中国再生生物医学领域健康发展迫切需要解决的问题。相信随着中国药品审评审批制度改革的深入，通过基础科研、工业界和监管方的三方合力，越来越多的再生生物医学产品会严格按照流程进行研发与监管，最终应用于临床、惠及广大病患。

（三）再生生物医学面临的法律、伦理及监管问题

我国再生生物医学产业还存在伦理和法律体系不完善的问题。首先，再生生物医学目前无统一的专门立法，容易出现法律漏洞以及各法律条文规定不同的情况，在相关法律法规不健全以及巨大的经济利益驱使的环境下，很容易出现在没有国家认证以及科学监管的情况下大肆开展再生生物医学治疗的情况，造成很多现实问题。其次，缺乏科学的管理路径，相关监管部门的隶属关系不明确，尤其是在对临床相关的应用研究的管理上，存在相关部

门的交叉管理、职责分散、权责不清等问题，阻碍了再生生物医学的进一步发展。

针对以上问题，建议根据再生生物医学涉及的过程，可制定统一的一部专门法，也可以仿照我国其他法律规定多方面立法，如参照《献血法》《传染病防治法》制定"再生生物医学法"，也可以《药品管理法》的相关规定为依据，参照国外法律体系，结合我国国情，形成中国特色的再生生物医学相关法律。针对管理路径问题可对再生生物医学监管体系进行细化，完善医院内部伦理委员会的伦理监管制度，出台再生生物医学临床试验或产品的审批细则，明确各监管主体的职责。

第二节　我国再生生物医学研究重要代表性成果

我国干细胞与再生生物医学相关的研究发展迅速，在基础研究、技术开发、临床转化方面已经取得了世界瞩目的突破。截至目前，我国在干细胞基础研究方面已经瞄准世界较高水平。据中国工程院"全球工程前沿 2021"项目组发布的数据，干细胞技术在我国医药卫生领域前十工程开发前沿中占据两项：基因工程化异种器官移植技术、工程化类器官。

一、再生生物医学与基础研究

经过多年的发展，我国再生生物医学基础研究陆续取得了一系列具有里程碑意义的重大突破，特别是在诱导多能干细胞的重编程与转分化、单倍体干细胞、成体干细胞与生物材料的结合、基因修饰动物模型及基因治疗、再生生物医学大数据等方面尤其突出。如证明了小鼠 iPS 细胞的发育全能性，成果入选美国《时代》周刊"十大医学突破"；首次实现小鼠单倍体干细胞的建立、改造和应用；首次实现小鼠的同性生殖，通过对基因的操控使孤雌、孤雄小鼠获得具有两个母系或者父系基因组；大小鼠异种杂合二倍体胚胎干细胞的建立；发现修复基因印记异常能够大幅提高动物克隆效率；实现了体细胞向肝细胞的转分化，使得生物人工肝的构建和产业转化通过这一技术产生了突破性进展；在国际上率先实现了小鼠细胞的化学小分子重编程；构建出具有全能性的多能干细胞系；发现调控细胞衰老的关键基因，开发延缓衰老的"基因疗法"；创建再生生物学多组学数据库，以及首次宣布发现了一种无转基因、快速和可控的方法，将人多能干细胞转化为真正的 8 细胞阶段全能性胚胎样细胞；首次在国际上报道了使用化学小分子将人类体细胞重编程为新一代的人诱导多能干细胞（human induced pluripotent stem cell，hiPSC）制备技术，未来有潜力用于治疗糖尿病、重症肝病、恶性肿瘤等重大疾病；开发了全新的小分子组合——TTNPB、1-Azakenpaulllone、WS6（TAW），这三种小分子组合可以将小鼠多能干细胞诱导成具备转变为完整有机体潜能的全能干细胞，这项研究提供了一个明确的化学药物组合，在体外定向诱导产生全能干细胞，从非生殖细胞中创造生命，这开启了一个全新的生命创造研究领域。我国科学家做出的这些有世界影响力的工作极大地推进了国际干细胞的研究，也为我国在干细胞研究中赢得了话语权。

在组织工程领域，我国已经开发出一系列再生生物医学产品，部分产品实现了临床应用，如国内首个组织工程三类医疗新技术，组织工程软骨移植实现了临床转化。全球首个"人工角膜"产品成功完成；具有自主知识产权的人工骨通过了理化性能检测。多种新型生物材料处于研发中，建立了拥有自主知识产权的三维组织构建技术、干细胞与组织工程产品临床前研究与评价、新型组织器官代用品研发、相关动物模型与安全性评价等系列关键技术 / 平台。

二、再生生物医学与临床转化

在临床应用方面，我国的干细胞疗法在糖尿病、女性卵巢早衰、难治性重度宫腔粘连、酒精性肝硬化、膝骨关节炎、阿尔茨海默病、帕金森病和狼疮性肾炎等领域取得了重要进展。我国开展了使用人胚胎干细胞来源的视网膜色素上皮细胞治疗老年性黄斑变性临床项目以及使用人胚胎干细胞来源的神经前体细胞治疗帕金森病的临床研究，这两项临床研究是较早通过国家卫健委和国家药监局备案的干细胞临床研究，也是基于公共干细胞库进行的人类干细胞临床研究。在新冠疫情期间，由中国科学院动物研究所干细胞团队主导研发的具有自主知识产权的干细胞新药CAStem 细胞注射液被用于治疗重度急性呼吸窘迫综合征和肺纤维化的临床试验。这是世界上较早利用干细胞疗法对新冠病毒感染进行治疗，多名重症患者在经过治疗后顺利出院，转危为安。

以上例举的我国再生生物医学研究重要代表性成果，代表着我国在干细胞与再生生物医学研究领域已经走在世界前列。

第三节　我国再生生物医学产业发展情况

一、产业历程和前景

　　回溯中国再生生物医学产业发展历程，可以发现整个领域的发展是一个由模糊、混乱逐步走向规范化、产业化、明确化的过程，这个过程离不开政府的支持和监管。

　　2006 年，干细胞研究技术被写入《国家中长期科学和技术发展规划纲要（2006～2020 年）》。2007 年至 2012 年，中国将干细胞疗法作为"医疗手段"而不是"药物"进行监管，干细胞技术的临床应用存在一些混乱。2012 年 1 月 10 日，卫生部叫停干细胞治疗活动，2004～2012 年受理的 10 项新型干细胞注册申请被取消，干细胞产业从此开始更严格的监管。经过数年的沉淀之后，2018 年 6 月 8 日，国家药监局新受理了干细胞疗法的临床注册申请，标志着我国重启干细胞治疗在临床上的应用。随着政府对我国干细胞临床研究规范性管理的深入，在政策的支持下，国家不断加大资金投入，特别是不断加大国家自然基金对干细胞研究的支持，为我国干细胞技术的研发提供了资金保障。截至目前，我国干细胞的基础研究工作已走在世界前列，但临床转化仍存在瓶颈。伴随着我国在干细胞临床治疗方面相关法规和标准的出台，我国逐步进入了干细胞临床疗法全面有序发展的时代。

未来，中国干细胞医疗产业的发展将主要体现在实现货架式干细胞药物。细胞治疗一直被称作是一种"个体化治疗"，而货架式干细胞药物意味着打破了由于排斥反应细胞必须从患者自体提取扩增的局限性，还可以从其他的健康供体（比如患者的亲属甚至其他人）提取扩增来制备通用型干细胞药物供患者使用，做到和化学药物一样可以大规模生产并放在货架上销售，真正实现随需随用、把握治疗时机，而不需要等待个人定制药物而延误病情；同时不再需要高成本的"个体化生产"方式也大大降低干细胞药物的单位疗程价格，减轻患者就医的经济负担。能够工业化生产的货架式干细胞药物将推动干细胞治疗的广泛应用，为更多传统手段无法攻克的疾病拓展临床治疗策略。

目前已经进入临床阶段的治疗类干细胞产品主要分成两种来源，成体干细胞和多能干细胞。全球虽然已有多款干细胞产品获批上市，但一般来源于成体干细胞，成体干细胞来源的干细胞产品存在着批间工艺稳定性的问题，而多能干细胞是干细胞产品批间工艺稳定性问题现阶段的最优解决方案之一。根据 ClinicalTrials 临床试验数据库的检索结果，截至 2021 年 11 月，有关 ESC 或 iPSC 的临床试验分别有 48 和 96 项。分析发现，近几年随着相关技术不断突破与成熟，以及研究者对于多能干细胞治疗潜能的认可度逐渐提升，ESC 与 iPSC 在临床试验上的应用总体呈增长趋势。

二、产业结构分析

目前，我国干细胞与再生生物医学产业链条较为完整，覆盖了上游、中游、下游和相关配套行业（图 2-1）。产业链上的各家企业在其业务上也各有侧重。

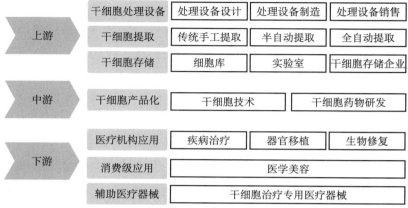

图 2-1　基于产业链的干细胞产业划分

资料来源：前瞻产业研究院

　　上游行业主要集中在干细胞的收集和储存，其主要业务模式是收集和储存脐带间充质干细胞、脂肪干细胞、脐带血干细胞以及来自羊膜、经血和牙齿等的干细胞材料。中游行业主要包括从事干细胞增殖和开发的各类干细胞技术和产品研发有关企业，主要为研发机构和个人提供干细胞，并用于疾病发病机制研究和新药开发。下游产业包括进行干细胞医疗的机构等，例如三甲医院，目前，干细胞治疗可用于对组织细胞损伤的修复或代替损伤细胞功能等领域的疾病治疗；用体外培养、扩增的干细胞培育的人体组织器官进行移植以及对自身免疫性疾病进行生物修复。

　　相关配套行业是干细胞产业与其他产业的融合，互相促进发展。相关产业主要包括生物工程材料产业、诊断和检测试剂产业、试剂研究产业、遗传信息相关产业和人造组织器官产业。

　　目前，我国干细胞与再生生物医学的发展主要集中在上游产业上，以干细胞储存为重点，干细胞临床转化研究的步伐正在加快，特别是在临床层面上干细胞的建立与培养方法、质量控制体系的建立、多能干细胞的定向分化和转分化、干细胞的体外 3D 培养以及加强干细胞遗传学和表观遗传学的调控等方面的研究和突破，对干细胞的应用和推广具有重要的临床价值。同时，也催生了一批再生生物医学领域的初创企业，如以细胞药物研发管线为主的药企，以及派生出相配套的医药 CDMO 等企业。近年来，再生生物医学领域一直是投资机构的投资热点。

三、相关产品分析

就干细胞产业而言，全球干细胞产业正进入快速发展时期。我国从国家到地方政府都在积极推进干细胞技术成果转化及产业化进程。自 2018 年国家药监局药品审评中心（CDE）开放细胞治疗产品新药受理以来，我国的干细胞新药研发发展迅猛。截至目前，我国已有多项干细胞新药申请获得临床试验默示许可，这些干细胞新药的适应证涵盖膝骨关节炎、类风湿关节炎、急性移植物抗宿主病、难治性溃疡性结肠炎、糖尿病溃疡、肺纤维化和慢性牙周炎等。目前，干细胞技术的临床转化已经成为我国干细胞研究的重中之重，转化进程也在加速推进。截至 2022 年 5 月，已有 80 多个干细胞临床研究项目备案，部分项目已经在临床试验获得疗效验证，有望实现临床转化，例如左为团队进行的临床试验成功实现了成人肺干细胞移植，修复了肺纤维化患者损伤的肺部组织。

在组织工程领域，我国在皮肤、骨骼、眼睛、关节、软骨等组织工程技术的研究与开发方面取得了国际瞩目的成就，例如董磊、张峻峰和王春明团队试图通过将一种器官"转化"为另一种器官，在体内成功地将脾脏转化为具有功能的肝脏。该研究被认为是组织工程领域的突破性进展，*Science* 杂志在其新媒体推介中给予本研究高度评价，认为该技术是再生生物医学领域在器官移植和组织工程之外的一种全新的技术选择。同时，一些组织工程产品已经在国内实现产业化推广应用。

在生物 3D 打印设备的开发研制方面，我国开发了许多具有自主知识产权的设备，例如生物打印机系列、基于生物砖技术的生物 3D 血管打印机等，这些研究成果标志着我国生物 3D 打印技术已达到国际先进水平。我国第一代高通量集成化生物 3D 打印机问世，该设备技术水平达到世界"领跑"水平。我国在组织器官的生物 3D 打印的应用方面也处于世界前列，产业公司率先成功实现了生物 3D 血管打印机构建的具有生物活性的血管在动物体内移植；医院在组织工程技术的协助下完成了世界首个 3D 打印全肩关节置换手术。同时，许多个 3D 打印组织产品已在我国临床中进行应用，达到了疾病治疗目的。例如国内首个商品化的 3D 打印肝单元和下一代生物 3D 打印工作站，除此以外我国首个生物 3D 打印产品——人工硬脑膜也已获得上市许可。

第四节　国内外对比分析

一、政策与资金投入对比

美国对于干细胞与基因疗法的研究、监管均起步较早。20 世纪 80 年代初，美国的第一例试管婴儿引发了美国对人胚胎干细胞研究的激烈讨论，而后 1996 年的《迪基 – 韦克修正案》，禁止联邦政府资助胚胎干细胞相关研究，这部修正案严重限制了美国胚胎干细胞的研究。2000 年至 2009 年，NIH 公布了《人类多能干细胞研究指南》，而后美国多位总统先后签署了多个行政命令，逐步放开了美国政府对胚胎干细胞研究的限制。尽管《迪基－韦克修正案》仍是彼时最重要的适用法律，美国再生生物医学的发展依然迅速进入黄金时期。近年来，随着美国政府政策的不断变化以及美国私人资金对再生生物医学研究的持续支持，美国再生生物医学研究在饱受民众非议中持续发展，始终保持着国际领先的地位。

　　欧盟也非常重视再生生物医学基础研究，并通过 ESF 加强成员之间的合作。早在 2007 年欧盟颁布了《先进技术治疗医学产品法规》；2014 年，启动"地平线 2020"计划，多年研究投资共数百亿欧元，其中设立多个与组织工程和再生生物医学临床研究、技术开发相关的课题；2017 年将组织工程、细胞治疗、基因治疗产品纳入先进技术治疗医学产品生产质量管理规范指南，形成了较为完善的规章制度。

　　日本对于再生生物医学领域非常重视，也是全球首个对干细胞医疗立法的国家。日本于 2000 年启动了"千年世纪工程"，将"以干细胞工程为核心技术的再生医疗"作为四大重点领域之一。而后日本在 iPS 细胞领域取得的成功，促使了其对再生生物医学领域的重视与投入。对于干细胞研究领域日本采取的是"双轨"策略，即一方面将干细胞作为药物进行审批，另一方面也同时将其视作先进治疗技术启动临床试验，关键在于两者都有完备的法律规范来引导。

　　我国自"十五"期间就高度重视再生生物医学，部分成果走在世界前列，逐渐成为全球该领域重要力量之一。"十五"期间，国家 973 计划、863 计划等对干细胞、组织工程技术与产品、再生生物医学相关评价体系等进行了约 1.5 亿元的资助。"十一五"期间，干细胞与再生医学列入国家中长期科技发展规划，2010 年，由国内 27 家行业一流的科研院所、三甲医院、企业等成立国家干细胞与再生生物医学产业技术创新战略联盟。"十二五"期间，科技部将干细胞与再生医学列为重大专项。"十三五"期间，数项国家规划对再生生物医学领域进行重点布局。统计数据显示，自国家重点研发计划试点专项启动之后，相关领域的重点专项至今已连续获得中央财政拨款扶持。《促进健康产业高质量发展行动纲要（2019～2022 年）》明确指出：支持前沿技术和产品研发应用，加快新一代基因测序、肿瘤免疫治疗、干细胞与再生医学、生物医学大数据分析等关键技术研究和转化，推动重大疾病的早期筛查、个体化治疗等精准化应用解决方案和决策支持系统应用。

二、国内外研究论文对比分析

2001～2020 年再生生物医学领域全球论文发表数量增长，论文内容集中在细胞生物学、肿瘤学和血液学等方向，其中发表数量前 5 位依次为美国、中国、日本、德国、英国。中国发文量增长迅速，但美国年发文量依然遥遥领先。

由检索结果可知，2001～2020 年再生生物医学领域全球研究人员共发表 70 多万篇论文。从论文发表数量的年度增长趋势可以看出，该领域研究非常活跃，除 2018 年较前一年的论文数量略有下降，总体呈逐年增长趋势（图 2-2）。从 2001 年的约 1.77 万篇增长至 2020 年的约 5.49 万篇，增长了 2 倍多。

美国、中国、日本、德国、英国是再生生物医学领域论文发

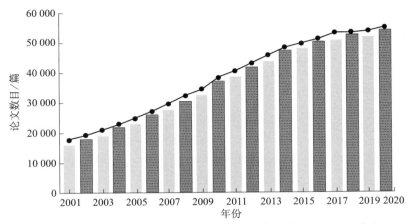

图 2-2　全球再生生物医学领域发文量年度趋势（2001～2020 年）

表数量的前五位，这些国家取得了多项突破性研究成果。其中美国以 26 万多篇论文数量位居全球发文量第一位，是排在第二位中国发文量（10 万多篇）的 2 倍多。从发文量最多的十个国家近十年的增长趋势可见，美国 2017～2020 年的发文量略有下降，但年发文量仍位居第一；中国发文量增长速度十分显著；其他国家发文量变化相对较小（图 2-3）。

三、发明专利分析

近 20 年全球申请的再生生物医学相关专利，美国是主要受理国家，且在专利申请量前 15 的机构中占据 9 席，中国紧跟其后。

（一）国家 / 地区分布

近 20 年全球申请再生生物医学相关专利 10 万多件（约 6 万个专利家族），专利申请态势如图 2-4 所示，2001～2011 年，增长趋势较为平稳；2012 年数量下降，2012～2017 年增长趋势更加明显。由于专利授权公开需要 2～3 年的审查周期，因此 2018 年及之后的专利数量可能不能完全反映实际专利申请情况。

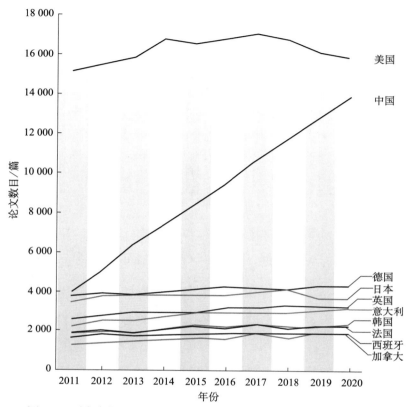

图2-3 再生生物医学领域近十年论文发表主要国家发文量年度趋势

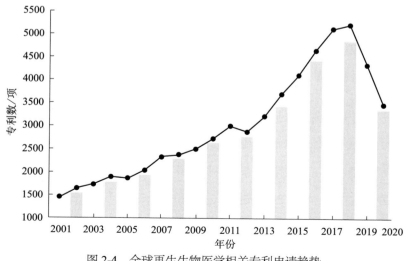

图2-4 全球再生生物医学相关专利申请趋势

从专利受理国家 / 地区分布来看，美国是再生生物医学专利的主要受理地，占比 22%，其次是中国（17%），再次是世界知识产权组织（13%）、欧洲专利局（9%）、日本（9%）和韩国（7%）。从专利申请人所在地来看，再生生物医学相关专利来自美国的专利申请人最多，其次是中国。

（二）专利技术布局

从技术布局上来看，专利分类号 C12N5 是再生生物医学专利布局的核心以及热点方向，相关专利 25738 项；其次是 A61P35、A61K35 和 C12N15，上述 3 个细分技术领域涉及的专利数量均在 11000～13000 项范围之内；再次是 A61K38、A61K39、A61P43 和 A61K45，上述 4 个细分技术领域涉及的专利数量均在 7700～8000 项范围之内。

四、全球细胞药物上市情况

截至 2019 年 4 月，全球细胞治疗产品处于临床试验的有 3 万多项，部分已上市的细胞产品见表 2-1。

与国外相比，我国的优势主要集中在干细胞上游制备与存储产业。但在下游的成果转化上仍有差距，目前中国尚未有任何一款干细胞治疗产品获批上市。产生差距的原因主要在于我国对于干细胞治疗产品的开发起步较晚，尚未形成完整上下游产业链，许多药物尚处于研发阶段，但随着中国在再生生物医学相关政策上的推进以及研发力度的增强，越来越多的企业涌入行业市场，中国有望在未来占据很大一部分全球市场份额。

表 2-1 部分已上市的细胞产品

药物名称	技术类型	疾病类型
GSK-2696273	自体造血干细胞	腺苷脱氨酶缺乏症
Stempeucel	自体骨髓间充质干细胞	局部缺血
Neuronata-R	骨髓间充质干细胞	运动神经元疾病
Holoclar	自体角膜缘干细胞	角膜损伤
Celution System	脂肪干细胞	心血管疾病 损伤疾病
Cuepistem	自体脂肪干细胞	复杂性克罗恩病并发肛瘘
Cartistem	脐带血间充质干细胞	骨关节炎和膝盖软骨受损
Prochymal (remestemcel-L)	异体骨髓干细胞	儿童急性移植物抗宿主病（GvHD）
Hearticellgram	自体骨髓干细胞	心肌梗死
t2c-001	自体骨髓内皮祖细胞	心肌梗死
OsteoCel	自体间充质干细胞	骨骼损伤
Cx-601	异体脂肪干细胞	肛周瘘
RNL-AstroStem	自体脂肪干细胞	阿尔茨海默病

数据来源：Cortellis 数据库

第三章

再生生物医学研究的
领域热点

再生是当今生命科学领域研究和关注的热点，再生生物医学通过研究生物体在受损后的组织修复与再生机制，寻找促进机体自我修复和再生的治疗方法，以期达到改善受损组织与器官的相关功能的目的。再生的最终目标是重建一个与受损前一样的组织或器官。再生生物医学的建立标志着医学将步入修复、再生、替代组织器官的新时代，为人类器官相关疾病的治疗提供了独特的视角、方法和手段。2005 年，《科学》杂志在其创刊 125 周年的纪念专辑中，提出 125 个可能影响人类未来社会发展的问题，其中组织再生就是 125 个 "大科学问题" 之一。

再生生物医学与发育生物学中的基础研究、干细胞生物学前沿、组织工程的交叉成果以及临床医学诊治密切相关。发育生物学是再生生物医学的基础，借鉴生物发育机制，可创新人体受损组织器官再生的基础理论。而干细胞则是再生生物医学的生物基础与研究热点，干细胞对人体的自我修复和组织再生至关重要。基于干细胞的细胞治疗可以替代体内受损细胞，从而实现治疗相关疾病的目标。用于再生生物医学研究的干细胞主要是人多能干细胞和成体干细胞，其中胚胎干细胞和诱导多能干细胞为治疗难治性疾病提供了前所未有的机会。随着相关研究的不断深入，干细胞与材料等学科的交叉，使得类器官、3D打印、组织工程等相关的研究蓬勃发展，为未来器官制造提供坚实的基础。目前再生生物医学已成为生命科学的热门、前沿领域，在国际上，许多发达国家和部分发展中国家已经认识到需要建立再生生物医学的发展优势，以期抢占理论和技术创新的制高点。干细胞治疗技术也有望在未来成为弥补传统治疗缺陷的有效手段。已制定的多个干细胞相关标准和指南，为生物库的建立和基础研究提供了总体指导。而本章围绕干细胞与早期胚胎发育，干细胞与器官再生，机体损伤修复与再生，组织器官制造技术，再生生物医学的应用转化及相关的伦理、标准与规范等方面进行重点介绍。

第一节　早期胚胎发育与多能干细胞

一、早期胚胎发育研究现状

（一）早期胚胎发育研究的重要意义

人口健康是保证人口质量、国家经济稳定和社会持续发展的重要基础。当前，出生缺陷等重大疾病严重危害人口健康，严峻的情况迫使我们从根本上寻求提升人口健康的科学方法。早期胚胎发育异常是多种出生缺陷疾病的起因，比如：先天性心脏病和神经管缺陷等疾病，严重的早期胚胎发育异常会导致流产。早期胚胎发育调控机制的解析对于深入理解胚胎发育异常的原因至关重要，这将为辅助生殖技术的优化，多种先天性疾病的防治提供理论基础和可行方法，更为再生生物医学提供重要理论依据和研究导向。

（二）早期胚胎发育研究现状与瓶颈

对于人类早期胚胎发育的研究，最理想的实验材料是人类胚胎。虽然体外受精可以产生发育早期的人类胚胎以供研究，但胚胎植入子宫后，发育过程就无法直接观察。受制于生物伦理——"14 天准则"（在体外培养人类胚胎的时间不得超过受精后 14 天），此类研究一直进展缓慢。小鼠作为经典的模式动物和人类之间存在较大的形态和遗传差异，不能很好地模拟人类胚胎发育。领域内往往利用与人类相似的非人灵长类（non-human primate，NHP）胚胎代替人类胚胎作为研究模型。然而，NHP 模型也存在着成本昂贵、基因改造难和伦理限制等诸多问题。因此，基于干细胞构建的类胚胎模型应运而生，其可以让人们更直接地观察到哺乳动物胚胎发育进程，成为近年来胚胎发育领域的重要研究工具。总而言之，目前相关领域研究热点主要集中在哺乳动物植入前与植入后胚胎多能干细胞特性、胚胎自组装的发育机制、优化哺乳动物与人类胚胎的体外培养体系、利用胚胎干细胞构建类胚胎等方面。

二、哺乳动物胚胎植入前发育过程

哺乳动物胚胎发育起始于受精卵。以小鼠为例，受精卵形成后，胚胎进入卵裂期，经过数次卵裂的胚胎形成称为桑葚胚的类似桑葚的细胞团。细胞不断分裂并通过相分离出现充满液体的腔，内部的细胞分化呈明显两群：内细胞团和滋养外胚层（trophectoderm，TE），这个时期的胚胎称为囊胚。随后透明带会破裂，胚胎脱离透明带并孵化出来，TE部分细胞接触并植入子宫组织。这阶段之前的胚胎发育过程被称为植入前胚胎发育。植入前胚胎细胞命运决定是哺乳动物早期发育时期胚内/胚外细胞分化和保障胚胎顺利植入的先决条件。

在动物胚胎中，大多数卵裂球中的基因组是不活跃的，直到通过受精卵基因组激活释放第一波主要的胚胎转录物。周琪团队与Magdalena团队分别发现，小鼠二细胞卵裂球中的两个细胞已存在着RNA的表达差异，这可能是细胞命运决定的开始。在小鼠胚胎四细胞时期，细胞命运决定已经发生，其中一个细胞高度表达调控细胞位置迁移和形态变化的相关转录因子。四个细胞各有不同分化命运，有两个细胞只分化成ICM，有一个细胞只分化成TE，还有一个细胞会同时向ICM和TE分化，这说明四细胞阶段是哺乳动物胚胎细胞命运决定的关键时期。第三次卵裂形成八细胞的过程中，同样存在类似于四细胞命运决定阶段的特征。

对植入前胚胎的发育研究是干细胞研究的基础，它为获取多能干细胞、维持干细胞多能性稳态、诱导干细胞多向分化等研究提供理论基础。

三、胚胎植入后至原肠运动的发育

（一）胚胎植入后发育过程

人类囊胚的极滋养外胚层与母体子宫接触并发生着床。胚胎着床过程中，ICM 分化为上胚层（epiblast，EPI）和下胚层（hypoblast，Hypo），逐渐构成灵长类胚胎典型的双胚盘结构。胚胎发育 14 天（embryonic day 14，E14）后的人类胚胎胚盘尾侧细胞受到源于 TE 和 Hypo 不同信号的调控，形成原条结构。一部分早期原肠运动细胞从胚外中胚层向最外侧滋养外胚层的方向移动，未来将发育为脐带。而一部分原肠运动细胞迁移，形成终末内胚层，其他细胞向外胚层下方的侧面移动，形成中胚层。在 E19-E21 阶段，原肠运动基本结束。近年来，伴随单细胞多组学研究、基因编辑、高分辨成像、组织透明化等技术的不断发展更替，以小鼠为代表的哺乳动物胚胎早期发育过程，包括谱系分化、形态演变、分子调控等机制已被基本阐述清楚。人类和非人灵长类动物的相应研究也正快速发展。

（二）胚胎植入后发育体外研究技术

根据冯·贝尔提出的物种"早期发育相似性"理论，科学家们研究了哺乳动物早期胚胎发育是否能像低等动物那样不依赖于母体进行发育。发育生物学家尝试将哺乳动物胚胎在体外培养，一方面可视化地研究胚胎发育过程，另一方面期望从体外培养的胚胎中获得分化起始的器官或干细胞类型。

早在 20 世纪 80 年代，有研究团队发表了可从 E3.5 发育至 E9.5 阶段的小鼠胚胎体外培养体系。虽然胚胎体外发育到 E9.5 的效率仍然很低，但该体系证明哺乳动物胚胎具有强大的自组装能力，可以在没有母体的支持下发育至神经胚阶段，出现心跳和体节，甚至发生胚体翻转。从 2014 年至今，科学家们将小鼠体外培养的体系不断优化，现已可以将小鼠胚胎从 E5.5 体外培养至 E11.5，为进一步探寻哺乳动物胚胎原肠运动、神经胚的发育和早期器官的形成提供重要的体外模型。

2016 年至今，人类胚胎体外培养体系发展迅速，相关学者不仅将早期发育过程中不同细胞分化的典型基因表达特征清晰描述，同时也系统分析了人类植入后胚胎细胞的分化路径和甲基化特征，发现女性胚胎在植入过程中出现 X 染色体随机失活等重大发育事件。

人类胚胎的体外研究需遵守"14 天准则"，而灵长类动物胚胎原肠运动发生于 E14 之后，因此研究人类胚胎原肠运动必须借助模式动物。非人灵长类动物胚胎是研究人类发育生物学特征的可靠模型。早在 20 世纪 90 年代，有科学家实现了体外培养非人灵长类胚胎，但受限于技术并未取得很好结果。来自日本的 Saitou 团队系统地报道了食蟹猴胚胎植入后发育至原肠运动的全过程，并利用测序技术揭示细胞谱系发生机制，为探索人类和非人灵长类胚胎的差异性与一致性奠定重要基础。2019 年，我国的王红梅和谭韬团队同时将食蟹猴囊胚体外培养至 E20，揭示了灵长类胚胎早期原肠运动特征，证实灵长类动物胚胎可在无母体支持下自组装发育至早期原肠运动阶段。

目前，胚胎体外培养技术虽然可以支持哺乳动物胚胎体外发育至原肠运动和早期器官发生阶段，但尚未有将此阶段胚胎进行器官再生等相关研究。同时，人类胚胎受限于严格的科研伦理，尚不能被体外维持至早期器官发育阶段。因此，要实现从体外培养的胚胎中获取干细胞或可移植器官的目标，仍需培养技术的进步。

四、哺乳动物胚胎干细胞获取与类胚胎构建

哺乳动物胚胎是获得胚胎干细胞的途径之一。随着小鼠、大

鼠、兔和非人灵长类等模式动物以及人的胚胎干细胞系不断被建立，其广泛的发育潜能使之成为再生生物医学领域的重要研究工具。ESC 已经被广泛应用于研究细胞命运决定的分子机制和早期胚胎发育过程中的生理与病理机制。近年来，相关技术的发展促进了对 ESC 发育机制以及利用其建立生理病理模型等方面的研究。其中，建立人及非人灵长类不同谱系的多能干细胞系和基于多能干细胞建立类胚胎结构并用于研究早期胚胎发育过程中的重要分子机制是目前的两个热点问题（图 3-1）。

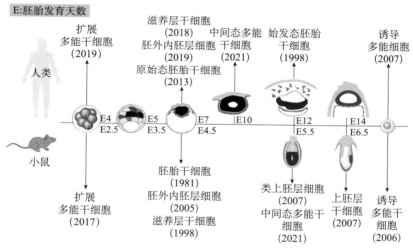

图 3-1 已建立的人类和小鼠胚内 / 外干细胞系（括注年份）

（一）多能干细胞的分类

干细胞从发育潜能水平可以分为全能干细胞、多能干细胞和专能干细胞。多能干细胞的基因表达特征和表观遗传特征在不同培养体系中的差异可能反映了胚胎发育不同阶段干细胞多能性的动态变化。全能干细胞可发育为三胚层和胎盘，包括外胚层、中胚层、内胚层以及胎盘组织。多能干细胞还可分为胚胎干细胞和诱导多能干细胞。小鼠 ESC 可以通过分离早期植入前胚胎

（E3.5-E4.5）ICM 建立，也可通过体细胞核移植技术，将细胞核从成体细胞移植到卵母细胞或囊胚产生。iPSC 是一种使高度分化的体细胞经重编程获得类似于 ESC 发育潜能的多能干细胞。

通过囊胚嵌合产生动物与畸胎瘤两种主要方法可以将干细胞发育潜能分为原始态多能性、始发态多能性和多潜能三种状态。原始态多能干细胞有能力形成畸胎瘤，并且注射入植入前胚胎中可以生成嵌合动物。始发态多能干细胞可以形成畸胎瘤，但注射入植入前胚胎中不能生成嵌合动物。组织特异性的多能干细胞只具有形成特定组织细胞的能力。

不同发育能力的多能干细胞具有不同的基因表达特征和表观遗传特征。多种重要多能性转录因子的激活是多能干细胞的共性基因表达特征。将体细胞中多能性转录因子重激活可以使体细胞重编程为 iPSC。植入前胚胎来源的多能干细胞（即原始态多能干细胞）整体的 DNA 甲基化水平低于植入后胚胎来源的多能干细胞（即始发态多能干细胞）的 DNA 甲基化水平。此外，性染色体核型为 XX 的始发态多能干细胞表现出一条 X 染色体失活的状态，这也是原发态和始发态多能干细胞的主要差异之一。

目前对于不同胚胎发育时期来源的胚胎干细胞特征了解较少，这导致我们对早期胚胎发育细胞多能性动态变化的理解还有局限性。因此研究不同发育阶段、不同发育潜能 ESC 的分子机制还亟待深入探索，这对于了解早期胚胎发育过程、细胞命运重编程、干细胞定向分化以及将干细胞应用于再生生物医学具有十分重要的意义。

（二）中间态多能干细胞

早先有科学家提出，在原始态多能性和始发态多能性之间存在第三种多能性的可能，即中间态多能性。2020 年，吴军团队通过调节多条相关信号通路，获得了小鼠、人类和马的中间态多能干细胞，证实了这一观点。获得的中间态多能干细胞具有接近于小鼠 E5-E6 的 EPI 特征，介于原始态多能干细胞（E3.5-E4.5）与始发态多能干细胞（E6-E7.5）之间。此外，中间态多能干细胞可以在体外直接被诱导成为原始生殖细胞（primordial germ cell，PGC），且具有类似的分子表型与细胞特征；同时有其他学者也从小鼠和人类的囊胚 EPI 中获得了中间态多能干细胞，并同样具有向 PGC 分化的能力。中间态多能干细胞系的建立加深了对早期胚胎发育过程中多能性的了解，丰富了再生生物医学的研究工具。

（三）扩展多能干细胞

原始态多能干细胞具有较高的发育潜力，但随着囊胚期形成 ICM 和 TE，此时的 ESC 却不能够很好地分化为胚外部分。我国科学家团队优化了培养体系，可诱导小鼠和人的多能干细胞具有更高的全能性，通过嵌合实验证明其具有发育为胚胎和胚外组织的能力。此外，已有研究团队利用小分子诱导的方法将人的 ESC 和 iPSC 以及猪的 ESC 转化为具有更好全能性的扩展多能干细胞（extended pluripotent stem cell，EPSC），获得的 EPSC 能表达多能性的相关基因并具有发育为 PGC 和滋养层干细胞（trophoblast stem cell，TSC）的潜力。2021 年，已有研究团队利用 EPSC 成功构建了人猴嵌合体与人类类囊胚结构，证明了 EPSC 已经成为一种研究早期胚胎发育的有力工具，具有其独特的再生生物医学转化价值。

（四）胚外组织来源干细胞

胚胎植入后，滋养外胚层将继续发育为胎盘结构。胎盘在妊娠期间对于维持胚胎发育极为重要。胎盘中具有三种滋养层细胞类型，包括细胞滋养层（cytotrophoblast，CTB）、合体滋养层

（syncytiotrophoblast，STB）以及绒毛外细胞滋养层（extravillous cytotrophoblast，EVT）。CTB 具有增殖和分化的能力。EVT 和 STB 是由 CTB 分化而来，且失去增殖能力。滋养层干细胞具有发育为三种类型滋养层细胞的能力。在 1998 年，学者们就从小鼠胚胎中分离得到滋养层干细胞，但到 2018 年才成功获得人类滋养层干细胞系。获得的人滋养层干细胞具有与原代滋养层细胞相似的转录组和甲基化特征。除从囊胚分离建立的方法外，利用多能干细胞也可定向分化为类滋养层干细胞。利用始发态多能干细胞诱导得到的类滋养层干细胞可以模拟植入前和植入后的滋养层干细胞的基因表达特征。除 TE 外，胚外内胚层（extraembryonic endoderm，XEN）细胞同样可以从小鼠囊胚中分离获得。来自加拿大的 Rossant 团队从小鼠囊胚中分离了胚外内胚层细胞系，通过胚胎嵌合实验证明胚外内胚层细胞仅具有向胚外内胚层细胞类型发育的潜能，为研究哺乳动物早期胚胎发育又提供了一个有力的模型。随着对人胚胎发育过程中胚外内胚层细胞转录因子表达特征的了解逐渐深入，现在已经可以通过在多能干细胞中过表达相关转录因子以获得诱导型的人胚外内胚层细胞。来自丹麦的 Brickman 团队优化了小分子诱导体系，将人类始发态多能干细胞诱导为胚外内胚层细胞，并在体外维持。英国研究团队也利用同样的小分子诱导体系比较了由不同多能性状态的胚胎干细胞获得胚外内胚层细胞的胚外内胚层谱系发育潜能差异。这些研究加深了对人早期胚胎发育过程中胚外组织发育机制的理解，但尚未从人的囊胚中分离获得胚外内胚层干细胞系。

（五）基于干细胞构建的类胚胎

类胚胎是利用干细胞自组装特性建立的简易胚胎模型，也可

以称为干细胞来源的胚胎模型。目前的类胚胎主要用来模拟胚胎
中的部分特征。构建类胚胎研究的优势在于：不受受精过程限制、
易于大量获取、操作方便、具有较高的均一性等。

目前，哺乳动物类胚胎构建的种类包括人类和小鼠植入前的
类囊胚以及植入后的类原肠胚和类神经胚等，已被用于揭示胚胎
植入、原肠运动和神经胚形成等关键发育事件（图 3-2）。

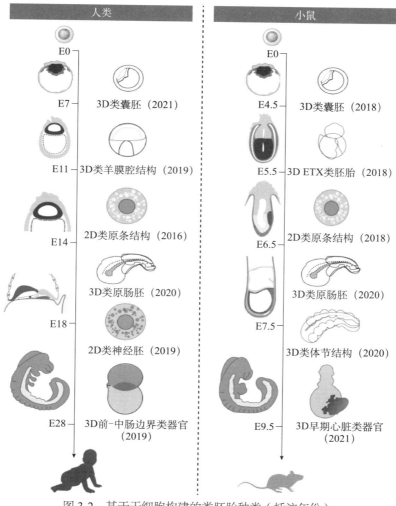

图 3-2　基于干细胞构建的类胚胎种类（括注年份）

　　例如，研究人员利用不同的多能干细胞成功构建了类囊胚结构，并在体外完成了从着床前发育到着床后卵柱体形态的进程。目前小鼠类囊胚可在体外发育至植入后阶段，且移植回小鼠子宫出现蜕膜化反应。但小鼠类囊胚发育潜能有限，与真实囊胚仍具有较大差距。人类类囊胚的构建是近年来的重大科学突破之一。2021年，多个团队利用人多能干细胞和诱导形成的人诱导多能干细胞分阶段向各个囊胚谱系诱导并持续培养，构建出具有完整囊胚结构的类囊胚，其具有一定的植入后增殖能力。人类扩展多能干细胞基于类似方法也可以构建出类囊胚结构。但目前与正常人类囊胚相比，类囊胚在多方面仍存在显著差异。

　　目前对类胚胎的研究仍存在较多问题。第一，需要确定类胚胎与早期人类胚胎结构和功能的相关性；第二，需要掌握对类胚胎发育的质量控制，获得稳定可重复性指标，以确定真正模拟胚胎发育过程的结构与功能特征；第三，应探索和建立适合类胚胎发育的子宫模拟环境，以期延长其在体外的发育阶段；第四，需要尝试分离获得更多胚层来源的干细胞，以更多的细胞组合来构建人类类胚胎；第五，目前构建的类胚胎多是与胚胎的表面标志物和外观形态类似，未来构建具有相似发育功能的类胚胎将成为重要的目标。相信随着结合多学科手段优化培养体系，未来会培养出均一化、标准化的类胚胎，更好地模拟胚胎发育的生理状态，从而应用于出生缺陷等多种发育疾病的诊疗。

第二节　胚胎器官发育与定向干细胞

一、早期器官发育研究现状

（一）早期器官发育研究的重要意义

早期器官发育研究是揭示生命发展规律的基础需求之一。哺乳动物在早期胚胎发育阶段通过不同层次的细胞命运决定和细胞间互作，实现了器官发生和形态建成，同时伴随着胚胎干细胞的维持、增殖和分化，其复杂的调控网络对整个胚胎发育产生了深远影响。因此研究早期胚胎谱系建立、不同胚层和组织前体发生、器官发生等过程，对于揭示生命发展规律和推动临床转化具有深远的意义。

早期器官发育研究面向人口健康的基本需求。我国是人口出生缺陷高发国家且出生缺陷率呈上升趋势。早期器官发育异常不仅导致许多先天性疾病，还会诱发儿童癌症。同时，随着社会老龄人口的增加，由于各种生理、病理等因素导致的器官损伤给患者、家庭以及社会造成了日益沉重的经济负担。此外，大多临床疾病发生原因都与机体组织器官的异常密切相关。因此，对于损伤器官的快速修复和相关组织的完美再生的需求也日益迫切。所以我们要深入揭示器官发育的潜在机制，结合最新的科学方法，进行多学科交叉合作，多层面、多角度、全方位阐明器官发育领域的重要基础科学问题，从而为预防和治疗临床相关组织器官疾病，保障人类健康提供坚实基础。

（二）早期器官发育研究的现状和重要进展

每个器官组织都有自己的独特发育轨迹，要想准确定位其新生细胞的来源与其功能确定的过程一定会涉及细胞谱系。在早期胚胎发育阶段，囊胚在子宫着床后经过原肠运动形成三个胚层。这些胚层的细胞分别经过增殖分化逐渐形成了特定的器官。器官发育过程的细胞谱系建立在时空上受到内外因素紧密协调，并且保证了细胞的有序增殖、迁移、分化及器官功能形成。

近年来研究人员利用新型分子标志物建立了早期胚胎发育形成初始器官的谱系图谱，描绘了从单个细胞到早期生物体的完整动态构建过程。通过对标志物的追踪可以对细胞发育轨迹进行重建，并对细胞发育命运进行分析。虽然对于细胞谱系的研究已经有了长足进步，但在哺乳动物中相关的谱系追踪技术仍有缺陷，无法实现精确标记和活体实时追踪。并且对于不同组织中单独细胞如何动态协同调控病理进程，我们仍缺乏深刻认识。通过运用各种先进的技术，研究人员可以从细胞图谱、细胞空间定位和细胞间相互作用等多方面对器官的发育轨迹与维持实现多维度分析。

（三）早期器官发育研究面临的挑战和难题

虽然改善后的示踪技术能精准解析细胞谱系发生的各种可能性，并延伸和拓展以往谱系追踪结果，但单细胞水平的精细谱系追踪仍面临诸多难题：①目前单细胞水平的谱系追踪研究较少，无法全面反映早期器官的动态变化过程；②缺少不同模式动物谱系间可比较的时间轴以及打通不同模式生物谱系数据壁垒的计算模型。随着大数据的不断累积，需要更多的数学和计算机领域的人才加入，通过学科交叉融合共同揭示器官发育与再生的谱系。

　　器官发育的研究已经开展多年，也取得了显著进展，但在细胞起源和调控机制方面仍有许多未解决的重要问题：①早期胚胎发育中某个细胞会在组织器官形成时贡献到哪个具体位置的何种细胞类型以及相关调控机制；②在成熟器官中是否都存在成体干细胞，其发育特征及相关调控机制。这些问题也是我们在未来器官发育研究中所关注的方向。

二、外胚层来源的组织器官发生与组织干细胞

　　外胚层会在发育的过程中形成神经系统、表皮与感觉器官，包括脑和脊髓及其投射出的脑神经与脊神经，皮肤表皮及其附属结构，眼、耳等。整个外胚层的发育过程受到细胞内外信号的严格调控，其在时间和空间上的精确的增殖、分化、迁移以及凋亡过程是组织器官形成以及正确行使功能的基础。在这一过程中，任何环节出现异常都会导致严重后果。

（一）神经系统发育与神经干细胞

　　神经系统是人体最为复杂且极为重要的系统，神经网络控制着机体器官和系统的正常功能，神经系统发育异常会导致多种难治疾病。得益于单细胞测序技术和标记技术的飞速发展，研究人员可以发现传统方法不能描述的神经系统发育机制和规律。

　　大脑作为最高级的神经调节中枢，产生多种高级的生理功能和思维活动。大脑发育主要包括神经前体细胞增殖和分化、神经元迁移和形态发生以及神经网络的形成与重塑等过程。

　　随着单细胞测序技术的发展，越来越多的脑部发育细胞图谱被绘制。目前已成功绘制出人脑前额叶发育的细胞图谱并揭示了

神经元的分化成熟机制。研究发现主要由六大类细胞动态构成人类胚胎前额叶皮质，并且首次揭示了在人类大脑前额叶皮质发育过程中兴奋性神经元的三个关键阶段。目前利用新建立的细胞类型分类方法将人类与其他脊椎动物相对比，揭示了各种细胞类型标记，因此可以了解到细胞在组织中的比例与不同物种间基因特异表达的差异性。同时单细胞测序技术还揭示了神经元及胶质细胞在动物大脑发育过程中的作用，对不同时间点的样品进行单细胞测序，可以重建脑部相关细胞的发育轨迹，揭示转录因子及下游分子的变化。

美国加利福尼亚大学旧金山分校团队绘制了早期人类大脑发育的单细胞图谱，着重表明人类神经上皮细胞和早期放射状神经胶质细胞的异质性。同时在相应阶段比较人类和小鼠祖细胞群体，确定了两个在人类皮质发育早期阶段富集的祖细胞簇。近期，科学家利用单细胞测序研究了神经发育和早期胶质生成阶段的脑区和皮质区域，揭示了不同皮质区域不同细胞纵向发育的分子图谱，发现区域特异性基因表达特征的动态变化非常快，且具细胞类型特异性。该研究对新皮质区域不同细胞类型的基因表达特征提供了细致的理解，有助于解释大脑皮质如何被神经发育疾病影响。通过单细胞测序手段可以对神经元的活性或者可塑性进行评估，可以识别活化的细胞，可以对理解突触形成过程中钙信号依赖性基因的关键作用发挥重要的作用。

小脑参与了运动协调、执行功能，语言处理以及其他高级功能。小脑机能损伤或丧失可能导致一些疾病的发生。利用单细胞测序技术，研究人员详细描述了小脑发育的空间和细胞类型，为小脑发育和相关疾病研究奠定重要基础。

迄今，神经系统发育的研究主要是以模式动物（如线虫、果蝇、非洲爪蟾、小鼠等）为对象开展的。由于伦理和取材的限制，对于人脑发育的相关研究还相对较少。另外脑发育的研究大多局限于神经系统的研究，缺少与免疫系统、循环系统共同作用发挥功能的相关数据。因此，利用非人灵长类模式动物，结合现代测序及谱系追踪技术，全面阐明神经发育过程中神经与免疫、循环系统等生物学关键问题是解析人类重要神经性疾病的发病机制的重要环节，也是现代神经科学研究的重要趋势。

（二）表皮组织再生及干细胞

皮肤是人体最大的器官，可阻止外界有害物质入侵，行使感觉、调节机体温度等功能。皮肤干细胞的存在使皮肤具有极强的再生和修复能力。皮肤具有毛囊干细胞、表皮干细胞等，这些干细胞在大面积的创伤后修复、皮肤癌、脱发乃至美容等领域都有重要的研究与应用。

三、中胚层来源的组织器官发生与组织干细胞

哺乳动物胚胎中胚层的分化尤为复杂，由中胚层逐渐分化形成血液、肌肉、骨骼和脂肪等。中胚层细胞谱系发育障碍会导致多种疾病，如肌肉萎缩、血液系统疾病、冠心病、糖尿病等，并且这些疾病普遍具有发病率高、治愈率低、后遗症等特点。因此，迫切需要深入认识中胚层细胞谱系的衍生过程，这将有助于体外获得大量可用于移植的功能性干细胞，为再生生物医学治疗奠定基础。下面将以血液、肌肉和脂肪三个重要的中胚层衍生细胞谱系作为切入点，深入探讨中胚层来源的组织器官发生与组织干细胞。

（一）造血系统与造血干细胞

造血系统为机体提供所需氧气和营养物质，维持内环境稳态，并为机体提供免疫防御与保护，是维持机体生命活动的重要系统，其发育是一个受到严格调控的连续过程。HSC 主要位于成人骨髓内，是成体血细胞的起源，造血发生过程始于胚胎发育早期并贯穿整个生命过程。此外造血系统和 HSC 也是研究谱系分化和干细胞发育分子调控网络的重要模型。

HSC 一方面维持自我更新；另一方面，经细胞分化过程向淋巴系祖细胞和髓系祖细胞等进行分化。前者可分化为前体 B 细胞和前体 T 细胞。后者可分化为红系干细胞、粒细胞、巨核细胞。造血系统无论是在生理还是病理过程中均发挥着重要作用，在整个生命过程中血细胞不断地耗损与更新，若机体 HSC 缺陷，则会引起严重的免疫缺陷病。

（二）肌肉再生与肌肉干细胞

肌肉是运动系统的主要组成部分，且与代谢密切相关。当肌肉发育异常时，将导致肌肉萎缩、肌肉肥大、肌痛、肌疲劳、心血管疾病等的发生。骨骼肌受到损伤后会导致肌肉组织的变性，从而引起炎症并激活肌卫星细胞。被激活的肌卫星细胞生成生肌前体细胞，修复受损伤的肌纤维。但肌卫星细胞从静止到终末分化状态的分子调控机理还有待研究。由于肌卫星细胞的自我更新能力强、无致瘤性，具有维持肌卫星细胞池细胞数量、维持肌肉内环境稳定的重要作用，因此阐明肌卫星细胞更新机制将为体外培养提供重要的理论依据，最终实现多种肌肉疾病的移植治疗。当下肌卫星细胞应用的困境在于体外培养与多能性的维持，难以获取足够数量的肌肉干细胞应用于临床。这一难关使得应用肌卫星细胞治疗肌肉退行性疾病十分困难。

（三）脂肪与脂肪干细胞

脂肪组织是机体重要的储能系统，为机体提供能量、必需脂肪酸等。脂肪细胞异常发育则会导致脂肪堆积，引发肥胖，最终导致冠心病、2型糖尿病等许多严重疾病，因此这已成为一类世界性的健康问题。

脂肪干细胞有自我更新及多向分化潜能，可分泌多种促血管生成因子和抗凋亡因子而抗炎、抗氧化。研究表明，在软组织创伤的修复中，脂肪干细胞可募集巨噬细胞，促进脂肪血管化并激活成纤维细胞促进伤口修复，减少组织感染。

血液、肌肉和脂肪等中胚层细胞谱系之间存在紧密的联系。现阶段对中胚层来源干细胞的研究越来越深入，已逐步实现中胚层来源疾病的早期诊断和有效治疗，初步实现转化医学的理念。但目前的研究大多聚焦在中胚层来源干细胞增殖与分化的分子机制，体外中胚层来源干细胞的高效体外培养体系的建立这一难关尚未攻克。因此，未来的研究方向更应该聚焦在建立和优化高效的体外培养体系，该体系的建立将成为干细胞的基础研究及再生生物医学应用的基石。

四、内胚层来源的组织器官发生与组织干细胞

内胚层是在原肠胚形成时从外胚层分离出来的，是胚胎中最内的胚层。内胚层主要发育成消化系统和呼吸系统，包括肝、肺、胰腺等。内胚层中的各类干细胞，经过一系列的分化和增殖，形成复杂多样的细胞，共同构成组织、器官、系统乃至人体。

（一）肝脏器官的发生与组织干细胞

肝脏再生的过程很复杂，涉及多种细胞、多类分子和复杂的交叉信号通路。肝脏再生过程中受损的非实质细胞需要被激活，而未受损的肝细胞需要增殖。肝细胞有多种细胞倍性，肝细胞的增殖与其细胞倍性有关。新生儿肝脏中的所有肝细胞都是二倍体，肝脏发育过程中胞质分裂的失败使肝细胞逐渐多倍体化。研究表明，二倍体肝细胞比多倍体肝细胞具有更多的生长优势。多倍体肝细胞不仅随着衰老和病理过程而降低其增殖能力，而且会作为生长抑制剂限制大多数肝细胞的增殖，但是衰老的多倍体肝细胞可以改变细胞倍性获得再生。肝脏修复与再生涉及多种细胞因子、生长因子和代谢信号转导。其涉及的信号通路包括促进细胞有丝分裂、促进肝细胞增殖等。涉及的因子包括调控细胞周期改变、肝细胞增殖、肝细胞凋亡等。总体来说，肝脏再生是一个极其复杂的过程，许多机制需要进一步研究。

（二）肺器官的发生与组织干细胞

肺是哺乳动物发育过程中最后完成的器官之一，肺是哺乳动物呼吸系统中最重要的器官，具有调节呼吸功能、肺循环功能等多种重要的功能。吸入氧气的生理功能与肺泡分泌的一种由磷脂组成的活性物质有关。肺组织自身的修复能力对于维持其结构完整性、发挥正常功能、修复损伤，维持内环境稳态、改善肺部功能具有重要生理意义。

肺干细胞具有组织分化能力。肺干细胞向肺部移动的过程中，一方面肺干细胞替代、修复受损的细胞；另一方面干细胞生成新的肺细胞，为肺纤维化后肺组织修复和功能恢复奠定基础，防止、遏制、消除肺组织纤维化，使肺部组织保持良好的稳定状态，以维持肺功能的健康态和年轻化。自肺干细胞首次发现以来，相关研究不断取得重要的进展，这些进展有望应用于治疗肺部疾病。美国的研究人员利用模拟肺部的三维培养模型，证实单个肺干细胞也能够经诱导分化产生子细胞，并揭示肺干细胞可由于损伤而被激活转化为特定类型的细胞。有学者利用基因编辑技术揭示早期肺祖细胞并成功构建肺类器官。有学者通过分离出小鼠和人类肺部的肺祖细胞，成功鉴定出一种具有修复肺泡功能的肺祖细胞。借助单细胞测序技术，学者们揭示了新冠病毒感染者肺部的干细胞可能参与的再生修复机制。

（三）其他组织器官的发生与组织干细胞

其他内胚层来源的组织器官（消化腺、甲状腺、胰腺、胸腺、尿道、膀胱等）在机体正常功能的维护方面也发挥着重要的作用。运用小鼠等模式生物和胚胎干细胞研究体系，围绕内胚层来源的其他组织器官再生过程中相关干细胞的命运决定，揭示关键转录因子、信号传递及决定细胞命运的机制，比较它们在机体正常发育、损伤修复和退行性疾病的不同情况下转录调控的异同，鉴定其正常机能和在再生中的作用。科学家也取得了一些成果，例如发现增强损伤肾脏的修复功能的新型通路，促进胸腺再生的分子等。

第三节　组织器官制造新技术

组织器官制造是指在体外利用具有生物相容性的生物材料装

载种子细胞进行特定的组织或器官构建，进而模拟相应器官功能。我国每年约有 150 万人需要器官移植，但仅 1 万人能够接受移植手术，而组织器官制造是解决这一问题的重要手段。目前，相对单一的仿生组织构建技术比较成熟，例如软骨、角膜和表皮等；同时，借助类器官、生物 3D 打印、异种再造等技术，复杂组织构建也取得了一定进展，例如皮肤、血管、骨骼和心脏组织等。下面将针对以上进展进行介绍。

一、类器官

（一）类器官定义

类器官是指由干细胞发育而来的 3D 结构，它由器官特异性的细胞通过严格的自组装过程形成，具有该器官类似的细胞类型、三维结构与功能。大多数类器官是由器官特异性的成体干细胞或人多能干细胞产生。类器官已被用于模拟各种人类疾病，并建立了不同的类器官培养方法，成功建立了多种类器官，如小肠、结肠、胃、食道、肝脏、胰腺、大脑、肺、前列腺、视网膜、唾液腺、味蕾等（Yi et al，2021）。

（二）类器官研究意义

1. 模拟生理发育

干细胞通过自身的增殖分化产生不同的细胞类型，再经过自组装形成特定的结构，从而发育成为含多种细胞类型、具有类似于体内功能的微组织。因此，类器官作为体外模型被用于研究细胞自组装机理、组织发生发展机制、器官发育原理。

2. 建立疾病模型

由于类器官在结构与功能上能模拟体内器官，因此通过结合药物诱导、基因修饰、病原微生物感染等方式可以建立相应的疾病模型，用于探索疾病发生机制与筛选评价药物。目前科研人员已从人成体干细胞或多能干细胞构建出模拟多种疾病的类器官，甚至能够再现遗传疾病、宿主-病原体疾病以及癌症发生过程。比如，由于胃部的物种特异性，动物模型不适合研究人类胃部的疾病发生发展过程，用幽门螺杆菌微注射的人胃类器官成功模拟了这种细菌感染的典型现象，并进一步用于药物检测和筛评。

3. 用于组织器官修复

类器官的生理功能和细胞排列类似于体内组织，因此在器官移植领域具有广阔的前景。研究者尝试将结肠干细胞衍生的结肠类器官移植到患有急性结肠炎的小鼠体内，证明了类器官可以在体内功能性整合超过 6 个月，并使得小鼠体重增加。这说明类器官移植可以作为组织器官修复的一种有效手段。此外，肝脏类器官在治疗小鼠急性肝衰竭中也有可喜的效果。类器官还能用于治疗遗传缺陷导致的组织器官功能异常。结合大规模标准化的制备技术与精准医疗手段，通过类器官移植进行组织器官的功能修复在个性化医疗的发展中将发挥重要的作用。

（三）类器官的研究进展

1. 类器官技术进展

类器官技术的成熟经过了几十年的积累。20 世纪 70 年代，J. G. Rheinwald 等从成纤维细胞和角质细胞的共培养体系中发现体外组织样的克隆，并在细胞外基质的基础上建立了组织结构的 3D 培养方法。20 世纪 80 年代，M. J. Bissell 观察到富含层粘连蛋白的凝胶可以作为基底膜而促进干细胞分化和乳腺上皮细胞的形态发生。20 世纪 90 年代，研究人员进一步发现细胞外基质（extracellular matrix，ECM）物理性质通过整合素、黏着斑等途径影响基因表达从而调控细胞组装。以上这些研究为类器官这一新兴领域的出现奠定了基础。2009 年，Hans Clevers 使用 Lgr5+ 小鼠肠道干细胞在 ECM 材料中培养出了类似于天然肠道上皮组织的隐窝样结构，这是人们公认的第一个类器官。此后类器官技术不断完善，比如研究人员设计出了血管化技术，模拟了与生理接近的组织微环境，可以使氧气或营养物质运输到类器官的内部区域。此外人们通过向胚胎干细胞或成体干细胞中加入形态发生素、生长因子或形态发生素抑制剂等，已经开发出了多种类器官，包括肠、胃、肝、胰腺、前列腺等（Yi et al，2021）。

2. 类器官种类

脑。中枢神经系统来源于外胚层：先发育出神经板，然后通过折叠和融合成型后变为神经管。神经元通常由神经干细胞产生，这些干细胞最初通过对称分裂来增加它们的数量。在神经生成过程中，干细胞切换到不对称分裂，产生不同的祖细胞和分化细胞，如中间祖细胞和神经元。基于这一发育原理，研究者们设计了胚胎体状聚合物的无血清浮动培养系统，在没有生长因子的情况下，生成的皮质组织自发地向下丘脑延髓发育。区域特性可以通过添加特定的模式因素来选择性地控制。脑类器官在旋转生物反应器中生长时，其尺寸可达几毫米，在这些培养物中观察到各种大脑区域（Lancaster et al，2013）。

胃。类器官包含原始的胃腺和凹坑样结构域、具有 Lgr5+ 干细胞的增殖区、黏液细胞和大量胃内分泌细胞。

小肠和结肠。小肠上皮细胞的更新周转时间仅为几天，这意味着细胞的更新迭代十分迅速，其中起到重要作用的是增殖迅速的 Lgr5+ 肠道干细胞，它们位于隐窝，可以高效率地分化为过渡放大细胞。因此通过肠道干细胞在特定空间限制下可以高通量获得肠类器官，并包含复杂细胞类型。

肝。在早期肝形成过程中，祖细胞从前肠内胚层分层形成肝芽，此后不久进行血管化。科学家首先利用内胚层上皮细胞、间充质干细胞和内皮祖细胞之间的交叉信号，构建了类似人类肝芽的组织。随后，研究人员将人 PSC 衍生的肝细胞与间充质干细胞和内皮细胞混合，高密度地铺在一层基质胶上让其自发形成肝芽状聚集体。这些肝芽状聚集体含有血管，并在移植到小鼠体内 48 小时中实现了与宿主血管的相连。最后研究团队验证了其具有肝脏特异性功能，如蛋白质生产和人类特异性药物代谢功能，且会随着时间的推移而变得显著（Takebe et al，2013）。随后研究者又发现肠系膜肝芽移植可以使受体小鼠免于药物引起的致命性肝功能衰竭，这为肝脏类器官的临床应用提供了重要的概念证明。

（四）类器官未来发展

类器官比细胞聚集体、微组织等具有更加完整的结构与功能，因此在组织器官的制造上具有很大的潜力。但是为了满足大规模、高通量、高重复性、高质量的制备需求，类器官的制造技术依然需要改善。结合增材制造、生物支架、微图案等体外制造技术，可以实现类器官在空间中精准排列，并相互连接。同时，根据不同需求，未来可制备具有血管化、神经化、免疫化的复杂组织器官，但这样的探究仍充满挑战。当然，如何使用类器官实现大尺度组织器官的构建、精准调控构建组织器官过程中的时空发育，以及如何实现类器官之间不同界面的有效互作，都是未来需要解决的难点。另外，类器官在ECM角度进行研究相对较少，可以开发可控生物力学特性的材料、可控三维形貌的微环境支架等，用于提供适当的物理信号以驱动干细胞自组装与组织成形。此外，得益于测序技术的发展，转录组学等组学技术也在类器官研究中起到了越来越重要的作用。转录组学的加入将揭示类器官中产生的特定细胞类型、细胞群比例、分化状态和空间分布。涉及ECM与转录组学的类器官研究将有助于提高当前类器官分化程序的有效性、可重复性和稳定性。

二、组织工程与3D打印

（一）生物3D打印概念

组织工程是将生物材料与种子细胞按照一定的比例进行混合，形成细胞/材料复合物；将其植入机体的病变或缺损部位后，生物材料在体内逐渐降解，植入的细胞不断增殖并分泌细胞外基质，最终形成相应的具有功能性的组织或器官，从而实现修复创伤和重建功能的目的（Langer and Vacanti，1993）。

生物3D打印是一种以数字模型文件为基础，基于计算机辅助设计（computer aided design，CAD）和计算机辅助制造，运用高细胞相容性等生物材料作为打印墨水承载细胞，通过逐层打印的方式来构造物体的技术。生物3D打印通过人工方式构建活体功能组织，可以满足组织替代和器官移植的需求。

生物3D打印具有精确设计和控制结构的典型优点，使得该技术远远优于组织工程和再生生物医学领域的其他传统技术。构建仿生天然组织的微结构对于实现其生物学功能至关重要，具体而言，用于细胞初始营养和氧气供应的血管状网络的制造，以及用于创建层状／复杂组织的多种类型细胞的排列已在生物 3D 打印领域得到广泛研究。

（二）生物 3D 打印与器官制造

3D 打印作为一种发展迅速的新兴技术，给航空航天、机械、汽车、医疗、教育等诸多行业注入了新鲜的血液。根据构建方式进行分类，生物 3D 打印可大致分为喷墨、挤压、基于激光的生物打印。此外，还有几种定制的生物打印系统，具有各种特定于应用程序的功能。在这些方法中，3D 构建是在 CAD/ 计算机辅助制造系统中进行编程。需要注意的是，在所有这些不同的生物打印策略中，生物墨水是必不可少的组成部分，要求在生物打印期间或之后立即交联或稳定，以创建预期组织结构的最终形状。

喷墨打印机是非生物和生物应用最广的打印机类型。热喷墨打印机的工作原理是通过电加热打印头来产生压力脉冲，从而迫使液滴从喷嘴中喷出。当然，该打印机在生物 3D 打印过程中存在一些不可忽视的缺点，例如：将细胞和生物材料暴露于不均匀液滴尺寸、低液滴方向性和喷嘴频繁堵塞等风险。但喷墨的生物打印机也有优势，例如成本低、分辨率高、速度快以及与许多生物材料有相容性。利用喷墨生物打印方法可以实现功能性皮肤和软骨的原位再生，其优点在于能够将细胞和材料直接快速沉积到皮肤或软骨病变位置。

挤压生物打印机是由温控的材料处理和分配系统组成。该打印技术的优点主要是能够沉积高的细胞密度，因为在组织工程器官领域中实现生理细胞密度是主要目标。但是挤压生物打印也有缺点，例如细胞活力较低，细胞存活率通常维持在40%～86%。目前的研究表明，该打印技术已制造了多种组织类型，例如分支血管树、主动脉瓣和肿瘤模型等等。

激光辅助生物打印（laser-assisted bioprinting，LAB）是基于激光诱导向前转移的原理，最初开发用于转移金属。虽然不如喷墨或挤压生物打印常见，但LAB也在逐渐应用于组织或器官工程。由于LAB没有喷嘴，因此避免了细胞或材料堵塞针头的问题，但其构建速度很慢，这是因为LAB的高分辨率需要快速凝胶动力学来实现。另外，由于金属激光吸收层在打印过程中蒸发，最终的生物打印结构中存在金属残留物。同时，LAB也用于医疗设备的制造，例如定制的气管夹板，未来的研究可能会使用高生物相容性的材料。此外，还可以载有来自患者自身的细胞，以促进这些构建体的适用性。

（三）生物3D打印组织器官进展

生物3D打印利用CAD生成复杂的人工组织和器官模型，并且可以精准分布细胞和生物墨水。该技术的优点是可以在相应的空间位置同时打印不同类型的细胞，并根据不同的组织或器官特性添加合适的生物材料，制备强度、弹性和生物学功能相似的人工组织或器官。生物3D打印的潜在未来应用包括组织或器官再生和体外实验模型。到目前为止，研究人员在血管、皮肤、瓣膜，以及骨骼的生物3D打印方面取得了巨大进展，余下组织器官，例如心脏的组织工程制造依旧存在巨大挑战。下面将以这些器官为代表分别进行简述。

1. 血管

管网系统由于其供应养料和代谢的功能，成为构建大组织器官的必要基础。迄今，血管化组织结构的创建仍然是组织工程领域的主要挑战。生物打印可以为血管化问题提供可行的解决方案，并促进组织工程结构的临床转化。尽管最近在构建可灌注组织和分支血管网络方面取得了很大进展，但生成可灌注的分层血管网络仍然是一个重大挑战。用于血管化组织制造的生物 3D 打印需要高通量和高分辨率的生物打印机，能够分配促血管生成生物墨水来制造功能性血管系统。

2. 皮肤

皮肤具有典型的分层结构，这种生理特征完美适配了生物 3D 打印的技术特点。打印过程必须考虑精确的细胞定位以及细胞 – 细胞和细胞 – 基质之间的相互作用。Ⅰ 型胶原蛋白、纤维蛋白和人工脱细胞同种异体真皮通常用作皮肤组织工程中的支架。角质形成细胞、成纤维细胞和干细胞是皮肤打印的主要细胞类型。通过生物 3D 打印制造人体皮肤的结果表明，3D 打印的皮肤组织与人体皮肤组织在形态学和生物学上都表现出相似的特征。与传统工程相比，生物 3D 打印在形状和形态保持、灵活性、可重复性和高培养通量方面具有多项优势。尽管生物 3D 打印在工程皮肤方面显示出潜力，但仍有一些障碍需要克服，例如分辨率、血管分布、最佳细胞和支架组合以及成本。

3. 瓣膜

瓣膜性心脏病在目前临床中使用机械或生物人工心脏瓣膜进行治疗。不幸的是，机械瓣膜需要终生抗凝治疗，而生物瓣膜会随着时间的推移钙化和退化，需要随后进行瓣膜置换手术，并且两种瓣膜都不能随患者生长。新生代的生物 3D 打印瓣膜支架，可以适配患者特异性的瓣膜几何形状，终将成为治疗瓣膜疾病的更好选择。通过挤压打印制备不同刚度性质的人工瓣膜，可以模拟体内多种瓣膜组织的力学性质，同时满足其对血液动力学的要求。

4. 骨

在人体组织中，骨组织具有最强的力学性能，也是生物3D打印用于临床最多的组织。除了钛合金等金属材料之外，所有用于骨组织工程的生物材料都应该是高浓度和高黏度的材料，例如生物玻璃、磷酸三钙或这些水凝胶的组合。出于同样的原因，通常选择压力辅助打印技术作为制造方法。此外，成骨细胞和间充质干细胞可以嵌入支架中或打印完成后接种在支架表面以促进骨形成。

5. 心脏

由于成年人类心脏是再生能力最差的器官之一，因此心脏移植有迫切的临床需求。尽管心脏移植手术成功率尚可，但每年能够接受心脏移植的患者十分有限。生物3D打印策略的最新进展表明其有望成为创建功能性心脏组织结构的可行选择，这些结构旨在再生或替换受损组织。然而，类似心脏这种需要完整的器官发挥功能的组织体，对于生物3D打印来说依旧是很大的挑战。尽管打印已经可以实现对心脏的三维形貌的完美复制，但在整体功能性上相差甚远。例如生物3D打印构建的心脏，类似射血分数的关键心脏功能指标仅有人体心脏的6%。由此可见，想要实现心脏功能的完美重现依旧有很长的路要走。

（四）生物3D打印未来技术发展

与其他组织工程体外构建技术相比，生物3D打印技术具有精度高、构建速度快等巨大优势，同时还具有个性化的特点，可以根据每一位患者的临床需求打印出高度匹配的医疗器械或植入体。在未来的发展中，有望打印出完整的功能性器官，来解决器官短缺的问题。由于生物 3D 打印是一项新兴且具有创新性的组织工程技术，因此它不免面临一些挑战。这些挑战包括：①大尺度功能器官制造技术体系不成熟。构建可移植器官需要在厘米级尺度堆栈生物材料的同时，在微米级尺度精准排布多细胞序列，这需要规模化、低成本的细胞扩增技术，高机械强度和生物活性的生物墨水材料，以及多材料 3D 精准成型工艺。②器官功能维持手段不足。移植前，生物 3D 打印的器官需要在体外诱导进行功能化培养，然而目前人造器官的体外稳态维持和代谢水平调控手段大多仅限于部分生理生化信号的动态调控，缺少反馈机制和多技术系统性调控的机制和手段。③多发育过程模拟难度大。器官体外功能化的本质是基于发育生物学原理对细胞微环境进行动态信号调控，模拟体内发育过程从而实现特异性器官的结构和功能特点。器官功能化涉及多细胞类型的不同发育过程，其内在生物学机制尚不明确，需要生命科学理论的突破。新发展的生物 3D 打印技术有可能彻底改变医学领域，为组织和器官移植、药物筛选和再生生物医学提供新的支持平台（Matai et al，2020）。

第四节　再生生物医学的应用转化

一、再生治疗用细胞的获得

（一）多能干细胞及其分化产物

衰老、损伤和疾病可以被认为是细胞功能失常或受损的结果（Mora et al，2017）。细胞治疗是指将正常的或经过生物工程改造的健康细胞移植或输入患者体内，通过细胞替代治疗、分泌细胞因子改善微环境或者是增强机体免疫杀伤功能的作用，从而达到治疗疾病的目的。

多能干细胞可以分化为人体的几乎所有细胞类型，目前已经成功分化出了神经元、胰岛细胞、血细胞和免疫细胞等多种类型的细胞。已经有多种类型的疾病利用 PSC 分化来源的功能细胞开展临床试验，涉及的疾病类型包括帕金森病、脊髓损伤、老年性黄斑变性、骨关节炎、糖尿病、心肌缺血、地中海贫血和肿瘤等。

然而，PSC 实际应用中还面临一些挑战，包括致瘤性、免疫原性和异质性，需要研究者的进一步探索并提供潜在的解决方案，加速利用 PSC 疗法的发展。

（二）成体干细胞及其分化产物

成体干细胞的临床应用研究是再生生物医学的一个重要组成部分。造血干细胞是目前研究最为清楚、应用最为成熟的成体干细胞，是所有造血细胞以及免疫细胞的原始细胞，具有自我更新能力，不仅可以分化为红细胞、粒细胞、淋巴细胞和血小板，还可以分化为其他多种类型的组织细胞。间充质干细胞具有强大的再生能力和多向分化能力，可分化为脂肪、骨、软骨、肌肉、肝、心肌、神经和内皮等多种组织细胞。MSC 具有造血支持、促进干细胞植入以及免疫调控等特性，在相关临床疾病治疗中具有巨大潜力。神经干细胞（neural stem cell，NSC）位于神经组织中，具有自我更新、自我维持和多向分化的能力，可以分化为神经元、星形胶质细胞和少突胶质细胞等。NSC 移植可以修复和代替受损脑组织，重建部分环路和功能。表皮干细胞是各种表皮细胞的祖细胞，具有无限增殖能力，可用于补充衰老脱落的角质细胞，也可用于自体和异体移植治疗重度烧伤、慢性溃疡等。其他成体干细胞，如骨骼肌干细胞、胰岛干细胞、角膜缘干细胞、肠上皮干细胞以及肝脏干细胞等，对于组织修复、器官重建等也具有重大意义。

（三）转分化来源细胞

转分化被定义为一种细胞类型向另一种细胞类型的转化。其涉及了在转录、转录后和细胞生物学水平上的大量细胞重组。19世纪末首次报道发现在蝾螈晶状体再生过程中色素上皮细胞转分化为晶状体细胞，这是在自然界中观察到的转分化过程。人工转分化的第一个报道是通过转录因子 MyoD 将成纤维细胞转化为骨骼肌细胞。

目前，通过转分化获得细胞的研究领域发展迅速。化学小分子以及转录机制的调节成分作为执行细胞转分化的潜在工具，为疾病建模和药物发现开辟了新的途径。惠利健团队成功实现人类的成纤维细胞直接转分化成具有功能的肝细胞，该研究突破"类肝细胞"体外培养技术，成功研制出生物人工肝系统。邓宏魁团队利用化学小分子将小鼠体细胞诱导成为多能干细胞和功能性神经元。丁胜团队也通过引入调控转录因子高效地将小鼠成纤维细胞重编程成诱导的神经干细胞样细胞。Melero-Martin 团队利用分化的中胚层阶段传递修饰过的转录因子，以极高的效率将不同的 hiPSC 系分化为内皮细胞。

随着技术的进步，细胞转分化技术开辟了更多的途径，使细胞有可能重新编程、分化成所需的细胞类型。该领域进一步革命性方法的发展，允许体细胞直接转分化成不同的细胞系，而不经过中间状态。hiPSC 或 hES 的优势与基因组编辑工具的结合也正在帮助科学界弥补遗传缺陷。这种细胞命运分化技术使人类距离实现个性化医疗梦想又近了一步。

二、细胞替代治疗

（一）细胞替代治疗神经系统疾病

1. 帕金森病

帕金森病是一种常见于中老年人的中枢神经系统退行性疾病，其主要的发病机制是中脑黑质—纹状体通路中多巴胺神经元大量死亡，导致脑内多巴胺递质合成减少，从而导致行为和精神异常。据统计，我国 65 岁以上人群总体患病率为 1.7%，80 岁以上达到 4%；到 2030 年，帕金森病患者数将达 500 万，几乎占到全球患者数的 50%。因此，该疾病给家庭和社会都带来了沉重的负担。目前的治疗手段，无论是药物治疗还是手术治疗，只能延缓已有神经元的死亡，无法使受损的神经元再生，所以寻求有效的治疗方法迫在眉睫。

干细胞因其独特特性，有望为解决退行性疾病等许多组织细胞缺损性疾病的治疗提供新的途径。近年来，众多研究资料显示，通过向纹状体区域移植原代的胎脑组织或多能干细胞分化来源的多巴胺神经元，均可以为帕金森病模型动物带来较好的行为学改善。因此，对于帕金森病这类由于某种类型的细胞病变死亡而导致的疾病，细胞替代治疗具有无可比拟的优势，是当下最有前景的方法之一。

与此同时，细胞治疗帕金森病也面临着诸多挑战，例如异种细胞移植存在免疫排斥，细胞纯度不够导致体内效果差，细胞在体内的活率低等问题。所以研发出免疫相容性好、纯度高、存活能力强的多巴胺细胞药物成为治疗此类疾病的关键，为细胞治疗帕金森病奠定基础（Kim et al，2020）。

2. 脊髓损伤

脊髓损伤是脊髓遭受外界多种不利因素影响，受损伤部位及其以下局部瘫痪或全部瘫痪的疾病，常会导致永久性的运动和感觉功能障碍、性功能障碍及排便障碍等，对患者造成沉重打击。调查显示，脊髓损伤给全世界数百万患者及其家庭带来巨大健康、社会和经济损失。

以干细胞为基础的治疗是一种极具前景的神经保护和神经再生策略。目前，关于脊髓损伤的临床前和临床细胞疗法的研究取得了一定的进展，并有相应的细胞产品上市。然而，部分治疗脊髓损伤的临床研究未能达到预期效果，还需考虑免疫排斥、神经传导重建及运动功能恢复等关键问题的解决途径。

3. 肌萎缩侧索硬化

肌萎缩侧索硬化（amyotrophic lateral sclerosis，ALS），又称"渐冻症"，是一种进行性、致命的神经肌肉疾病，其特征是上下运动神经元的退化导致身体的躯体肌肉功能障碍。ALS 是常见的运动神经元疾病，其病因至今尚不明确。患者在发病初期仅表现出乏力等轻微症状，后期逐渐发展为全身肌肉萎缩和吞咽困难，最终导致呼吸衰竭，从而危及生命。目前，针对 ALS 的细胞治疗研究取得了一定的进展，尤其是干细胞相关疗法。

4. 其他

阿尔茨海默病是常见的神经退行性疾病，其主要表现为神经元凋亡和大脑突触连接功能障碍，导致患者记忆丧失和认知障碍，生活质量下降。阿尔茨海默病主要是由全脑神经元变性引起，特别是基底前脑、海马和大脑皮质区域。病理研究表明，在阿尔茨海默病的发展过程中，微管相关 Tau 蛋白和 β 淀粉样蛋白错误折叠聚集影响胆碱能神经元及其突触，最终损伤大脑不同区域的其他神经元。因此，干细胞移植有很大的潜力替代失去的神经元和胶质细胞，增加内源性神经发生，从而治疗阿尔茨海默病。研究表明，移植小鼠和人 NSC、人 MSC 以及小鼠和人 ESC/iPSC 来源的胆碱能神经元和内侧神经节隆起前体细胞可以迁移并分化为神经元和星形胶质细胞，能够增加阿尔茨海默病小鼠模型宿主脑额叶皮质和海马的突触和神经纤维，减少 β 淀粉样蛋白在脑内的沉积，改善学习记忆功能。

亨廷顿舞蹈症的特征是纹状体中 GABA 能中型多棘神经元（mediated spiny neuron，MSN）变性，导致 MSN 大量丢失。细胞治疗亨廷顿舞蹈症是通过替代丢失的 MSN 来恢复神经元回路和功能，并提供神经营养支持以防止进一步的退化。目前使用胎儿组织、NSC 和 PSC 来源细胞治疗亨廷顿舞蹈症，能够改善认知和运动症状，恢复精细运动。

癫痫的特征是大脑神经元不可预测的异常放电、意识丧失和抽搐。来自 PSC 的 GABA 能神经元和神经节隆起样神经元是开发颞叶癫痫患者特异性细胞治疗的理想材料。研究显示，将上述细胞移植到癫痫模型动物体内后，能够抑制癫痫自发性反复发作，减轻认知、记忆、攻击性和多动以及颞叶癫痫慢性期的情绪障碍等症状。并且，移植细胞在宿主海马中介导了多种神经保护和抗癫痫作用，如宿主神经元间损失减少等。

（二）细胞替代治疗眼科疾病

1. 黄斑变性、视网膜色素变性

视网膜退行性疾病已成为当今不可逆致盲的主要原因，影响数以千万人的视力健康。临床上视网膜退行性疾病主要有以下几种类型：SMD、视网膜色素变性（retinitis pigmentosa，RP）、遗传性黄斑变性等。上述视网膜退行性疾病易致盲，临床上尚无常规的有效治疗措施。近年来，随着再生生物医学研究及干细胞领域的快速发展，干细胞疗法为 SMD、RP 等眼底疾病的治疗带来了希望。

干细胞治疗 SMD、RP 的机制是利用干细胞分化获得的健康的有功能的细胞去替代退化的、损伤的视网膜色素上皮细胞，进而行使细胞相应的功能，以维持或改善视觉功能。其中，视网膜色素上皮细胞的损伤或缺失是大多数退行性致盲眼病的主要致病原因之一。干细胞来源视网膜色素上皮细胞替代治疗视网膜退行性疾病受到普遍关注。自 2009 年以来，美国、日本以及我国的陆军军医大学西南医院、中国科学院动物研究所等多家单位开展了干细胞治疗 SMD 的研究。截至目前，国内外已开展了多项视网膜色素上皮细胞移植治疗视网膜退行性疾病的临床试验，截至 2022 年 9 月 8 日，在 ClinicalTrials 注册的使用视网膜色素上皮细胞治疗 SMD 的项目有 100 多项。从已报道的临床结果来看，视网膜色素上皮细胞在治疗眼底疾病方面的临床安全性得到了验证，且在部分临床报道中还显示出了一定的治疗效果。

2. 角膜损伤

角膜位于眼球最外层，其透明度对视力至关重要。大泡性角膜病变、富克斯角膜内皮营养不良等角膜疾病，化学烧伤、紫外线等都会引起角膜损伤甚至导致失明。恢复角膜透明度和视力的最佳方法是角膜移植，但移植失败率较高，并且全球范围内角膜供需严重不平衡。全世界有1000多万人在等待角膜移植，干细胞疗法有望治愈角膜失明，克服供体短缺和角膜移植的副作用。角膜上皮的完整性对于角膜的透明性非常重要。早在21世纪初，杜仪琴将培养在人羊膜上的人角膜缘干细胞缝合到角膜上，用于治疗角膜缘干细胞缺乏症。Rohaina等将人骨髓间充质细胞在羊膜上培养成角膜上皮细胞，用于治疗角膜失明。Hayashi等将iPSC诱导为自形成外胚层自主多区域，模拟全眼发育，将其中的角膜上皮分离出来用于角膜缘干细胞缺乏症兔模型的治疗，可以恢复角膜正常的屏障功能。角膜内皮的屏障和泵漏功能，对于维持角膜"脱水"和透明至关重要。张凯等将人胚胎干细胞诱导成角膜内皮细胞，移植到兔角膜内皮功能障碍模型中，28天后观察到角膜完全恢复透明。Kinoshita等将分离的人原代角膜内皮细胞体外培养扩增后，联合Rho相关激酶抑制剂对大泡性角膜病变患者进行前房注射治疗，术后2年并未发现明显不良反应，绝大多数角膜恢复透明，取得了初步的临床治疗效果。

（三）细胞替代治疗胰腺疾病

由于经济生活的发展和不健康的饮食习惯，糖尿病已成为继心血管疾病、肿瘤之后危害人民生命健康的重大疾病类型。糖尿病分为1型糖尿病和2型糖尿病，1型来源于胰岛 β 细胞被自体免疫系统异常破坏，2型来源于胰岛 β 细胞的功能丧失，它们都是由于胰岛 β 细胞功能性缺失，导致不能正常分泌胰岛素，继而引发器官损伤乃至威胁生命。传统治疗糖尿病的方法是注射胰岛素来调节血糖，但这种疗法的治疗效果与自体胰岛 β 细胞调节的效果相去甚远。因此，通过干细胞来源的胰岛 β 细胞替代缺失的自体胰岛 β 细胞，将是一种效果更好、持续时间更久的新疗法。

目前，细胞替代治疗糖尿病已成为治疗糖尿病的一个发展趋势，世界各国科学家为此做了许多工作，并取得了一些令人鼓舞的成果。美国哈佛大学 Melton 团队开发的人多能干细胞体外 3D 培养大规模分化功能性人胰岛 β 细胞的策略，能够获得上亿个在体外具有葡萄糖响应功能的胰岛 β 细胞，分泌与成人胰岛 β 细胞相当量的胰岛素，且小鼠的体内实验也表现了改善高血糖的作用，这项研究提供了稳定可靠的胰岛 β 细胞来源。美国 Vertex 制药公司宣布在临床试验中，患病 40 年的 1 型糖尿病患者接受干细胞来源胰岛 β 细胞替代疗法，90 天后自体实现了胰岛素的稳定生产。虽然现在距离攻克 1 型糖尿病还有较长的路，但细胞替代治疗糖尿病是可行的、值得继续深入研究的。

（四）细胞替代治疗心脏疾病

心血管疾病是指与心脏和血管相关的疾病。在过去的半个世纪，心肌梗死的再生血管化治疗在药物和介入方面取得了巨大成就，极大地降低了心脏缺血性疾病的发病率和死亡率。但是，目前缺乏有效的手段阻止心肌梗死后心室重构及心功能恶化。目前，很多临床医疗机构都在寻求用细胞替代死亡丢失或功能受损的心肌细胞，实现心脏再生的医疗逐渐进入临床医生的视野，并展开了大量的临床试验。根据临床试验数据，可以将相关的细胞治疗分为四大类：药物刺激诱导干细胞迁移募集在心肌梗死区、刺激心脏祖细胞的增殖；组织工程——将心肌细胞或其他类型细胞与材料混合做成心肌补片，然后将补片固定在心脏病灶区；成体干细胞移植治疗实现心脏再生，主要包括心脏干细胞、骨骼肌成肌细胞、脐带间充质干细胞、骨髓源干细胞、内皮祖细胞和单核细胞、脂肪干细胞；人多能干细胞源心肌细胞替代治疗。尽管这些还处于早期临床研究阶段，但部分项目的受试者接受治疗后左心室质量增加、室壁运动指数有改善，结果令人振奋，奠定了干细胞治疗心脏疾病的基石。

（五）细胞替代治疗肝脏疾病

肝脏疾病，不管是急性肝损伤还是慢性肝损伤，在全球范围内都属于死亡率很高的疾病，给患者带来沉重的医疗负担。目前，原位肝移植仍然是治疗此类病变的单一治疗方法，但是由于供体器官日益短缺而受到很大阻碍。细胞替代治疗被认为是一种有效的治疗方法。大量的研究表明，肝细胞移植可以恢复和稳定先天性肝病、急性肝损伤、慢性肝损伤或那些不符合肝移植条件患者的代谢功能。但是，缺乏合适的供肝组织用于肝细胞的分离一直是领域内的一大难题。

干细胞是肝原代细胞的一种很有前景的替代物，可用于肝病患者的细胞移植治疗。目前对 PSC 的研究表明，使用 PSC 进行细胞治疗是一个很有吸引力的选择。PSC 具有无限增殖、自我更新和多向分化的特性，在体外特定培养条件下可以产生大量肝细胞样细胞（hepatocyte-like cell，HLC），是治疗和修复受损肝脏非常有希望的细胞来源。目前，通过 PSC 体外诱导分化和转分化产生的 HLC 具有与原代肝细胞相似的功能，动物模型体内移植后可以整合到肝脏内并能缓解肝损伤。用 HLC 替代原代肝细胞不仅可以摆脱对器官捐献的依赖，而且可以克服肝细胞来源短缺的问题。并且，在药品生产质量管理规范条件下，大规模生产 HLC 可以为进行临床试验评估安全性和有效性提供保证。但是，干细胞来源的肝细胞由于功能缺陷、成本高以及产量低等问题，还未能进入临床试验阶段，有待进一步研究和突破。

（六）细胞替代治疗肾脏疾病

肾功能不全是肾脏极度受损的严重病症，可以由多种原因引起。肾功能不全的患者肾小球破坏严重，肾功能严重损伤，导致身体出现代谢异常、水电解质平衡紊乱、酸碱平衡失调等症状，以及其他并发症。肾功能不全预后严重，很有可能危及患者生命。终末期的肾功能不全最有效的治疗方法是肾脏移植，但是肾脏移植的最大阻碍是供体的来源不足。

随着干细胞研究的进展，可以考虑用细胞替代疗法治疗肾功能不全。在体外将 iPSC 或者 ESC 诱导分化为肾细胞，从而对患者的肾细胞进行补充。利用 iPSC/ESC 的肾细胞分化能力，可以将其分化为肾前体细胞和肾小管细胞。还可以利用体外 3D 培养技术，将干细胞分化培养为肾的类器官从而进行移植。除此之外，还有文章报道肾细胞可以通过转分化的方式得到，也有希望用来治疗肾功能不全。生物人工肾的出现也为肾功能不全的治疗提供了新的可能。此外，使用干细胞治疗肾功能不全的方法还在不断被探索中。在 ClinicalTrials 上使用 "renal insufficiency" 和 "stem cell" 作为关键词进行搜索，可以查询到数十个临床试验。在不久的将来，我们将看到相关细胞产品的上市。

（七）细胞替代治疗骨骼肌疾病

骨骼肌细胞是一种高度特化的有丝分裂后细胞，在人体中通过承受慢性机械和生理压力，以维持适当的收缩功能。骨骼肌疾病包括炎性肌肉病、肌营养不良、先天性肌肉病、代谢性肌肉病。

其中肌营养不良、重症肌无力等肌肉退行性疾病会引起患者行动不便、瘫痪甚至死亡。目前治疗骨骼肌疾病的方法大多局限于症状的改善，细胞替代疗法的出现为这类疾病的治疗带来新的选择（Young et al，2016）。

有研究论文报道将成肌细胞（早期单核的肌细胞，可以增殖或进行终末分化）分别局部注射到青少年患者的胫骨前肌和一个26岁进行性假肥大性肌营养不良患者的拇指、手臂和小腿肌肉中。结果表明，细胞移植可以使肌肉纤维中的抗肌萎缩蛋白得到局部恢复。但是，由于肌肉干细胞在体外扩增困难，其临床应用受到限制。

利用 hES 或 hiPSC 可以在体外定向诱导获得骨骼肌细胞。目前已经建立包括进行性假肥大性肌营养不良、肢带型肌营养不良和先天肌营养不良患者来源 iPSC。细胞替代治疗骨骼肌疾病为许多患者改善生活质量提供了切实的希望。

（八）细胞替代治疗血液系统疾病

1. 白血病

白血病是一种具有高度异质性的血液恶性肿瘤，通常渐进式多阶段地发展并导致造血干细胞发生异常克隆性增殖。在血液疾病治疗中，以血液谱系相关细胞移植为代表的细胞替代疗法占有重要地位。造血干细胞可分化产生血液细胞以及免疫细胞，造血干细胞移植常被用作治愈血液恶性肿瘤（如淋巴瘤和骨髓瘤）患者的有效手段。20世纪，美国应用双胞胎间的骨髓移植首次治愈白血病；后来，成功应用了免疫抑制剂和组织配型，有效解决了异体骨髓移植排斥问题。自此，异体造血干细胞移植是治疗白血病的有效方法，其复发率较低。当前，除了造血干细胞移植治疗外，使用基于 T 细胞和 NK 细胞的抗肿瘤免疫疗法已证明利用免疫细胞对抗人类癌症是可行的（Boyiadzis et al，2017）。

人多能干细胞的发现为细胞治疗及相关研究提供丰富的资源。研究显示，hES 来源的造血祖细胞可在体外诱导产生功能性 NK 细胞。此类 NK 细胞可为癌症治疗提供一个"现成的"淋巴细胞来源，为白血病治疗提供新途径。而使用肿瘤特异性受体修饰 hES 和 iPSC 衍生的 NK 细胞或将为治疗更广泛的恶性肿瘤提供可能。虽然 T 细胞在肿瘤治疗中存在一定局限，但使用多种细胞因子诱导血液干细胞 / 祖细胞向 T 细胞分化也已用于治疗白血病的临床试验中。此外，临床级 hES 和 iPSC 的建立，也为后续 T 细胞分化及 CAR-T 细胞的大规模制备提供可能。

2. 血小板减少症

血小板是一种直径为 2 ～ 3μm 的无核血细胞，由骨髓中的巨核细胞释放出来。血小板是止血不可缺少的，血小板产生和功能缺陷会导致多种出血并发症。血小板缺乏被称为血小板减少症，很多原因会导致血小板减少症，包括感染、癌症、肝病、自身免疫性疾病、弥散性血管内凝血、妊娠、药物和凝血障碍等。现阶段血小板的来源完全依赖于献血的志愿者。然而，随着老龄化社会需求的增加和供应的短缺，越来越有必要加强这一献血系统的管理与探索其他血小板来源。体外生产人类血小板已成为解决目前血小板输注产品供应和安全性限制的一种替代措施。从多能干细胞分化得到巨核细胞，进而得到血小板是有希望在体外获得血小板的一种方式。基于 hES 或 hiPSC 在无饲养层培养基中生成巨核细胞，进而巨核细胞脱落碎片也可以分裂成血小板样的颗粒。通过转基因来改变细胞命运并最终获得永生化的造血祖细胞是解决血小板产量的一种有效方式，但是这种方法会有发生肿瘤的风险。日本 Koji Eto 团队报道一种大型搅拌生物反应器，成功地实现了临床级规模化体外血小板生产（千亿级）。目前，在体外从不同类型的细胞生成血小板已经取得了很大的进展。然而，目前的分化方法产生的血小板数量还不能满足输血医学的需要，使用这些细胞类型作为体外血小板生成的起始材料仍然存在一定的局限性，这些问题必须在它们能够用于临床应用之前解决。

3. 贫血

贫血是由于人体的外周血红细胞容量减少，不能运输足够的氧至组织而产生的综合征。可分为红细胞生成减少性贫血、红细胞破坏过多性贫血和失血性贫血。其中，红细胞生成减少性贫血又包括造血干／祖细胞异常所致贫血，如再生障碍性贫血。目前的主要治疗方法为异基因造血干细胞移植和免疫抑制治疗。造血干细胞移植（hematopoietic stem cell transplantation，HSCT）已被用作治疗遗传性、恶性和非恶性血液病，例如再生障碍性贫血、地中海贫血、镰状细胞贫血等疾病。尽管 HSCT 的成功开展使很多患者长期存活，但仍存在移植物抗宿主病，由供体 T 细胞攻击受体同种异性抗原所致，这是移植治疗相关死亡的主要原因之一，而多能干细胞疗法有望通过构建通用型供体细胞改善这一并发症。自体 HSCT 与同种异体 HSCT 相比具有更低的死亡率。iPSC 来源广泛，可以在体外进行诱导分化，生成大批量的、可移植的、自体来源的造血干／祖细胞（hematopoietic stem/progenitor cell，HSPC）。研究报道了一种通过瞬时表达单个转录因子将 iPSC 衍生的血细胞定向分化为可移植的 HSPC 的处理方法，能够在免疫缺陷的受体小鼠中重建人类造血系统。目前，阻碍多能干细胞衍生的 HSPC 临床应用的最大挑战是可扩增、可移植和可植入功能性 HSPC 的获得。除了制备 HSPC 之外，研究者们建立各种类型血液细胞的分化方案，如红细胞、血小板。然而，仍存在挑战，例如，iPSC 衍生红细胞不能有效去核，仍然表达胚胎和胎儿血红蛋白，这种未成熟状态阻碍了 iPSC 衍生红细胞的临床应用。目前仍然缺乏多能干细胞衍生红细胞相关动物体内功能评价实验，这也是未来的研究热点。

三、基因修饰细胞治疗

（一）基因修饰细胞治疗产品

干细胞具有自我更新和多能分化的双重特性，并且易于采集和回输，是基因治疗理想的靶细胞，能够实现基因治疗与干细胞治疗相结合的应用研究。基因修饰细胞治疗产品也应运而生。

单纯的干细胞移植研究为我们打开了一个全新的领域，而用不同目的基因修饰干细胞又为干细胞本身增添了许多功能，以满足各种疾病的治疗需要。基因修饰干细胞的作用主要体现在以下三个方面：①促进干细胞的分化；②作为基因治疗的细胞载体；③增强目的基因表达以适应治疗的需要。

目前已经实现了多种细胞产品的基因修饰，例如 CD34 修饰的造血干细胞能够在免疫功能低下的小鼠体内重建造血功能；CAR 修饰的 T 细胞能够特异性识别肿瘤表面的特异性抗原；T 细胞受体（T cell receptor，TCR）修饰的 T 细胞能够识别更大范围的潜在的肿瘤特异性抗原。因此，细胞移植联合基因治疗可以大大加强细胞的治疗效果。

尽管基因修饰细胞治疗产品已经取得了一定的进展，但仍存在很多尚未解决的问题。例如，如何选择合适的目的基因及载体，如何纯化单克隆的干细胞，如何评价细胞在体内的存活情况，目的基因的表达水平等。总之，随着基因修饰细胞产品的飞速发展，这些挑战也将被一一克服。

（二）基因修饰细胞技术

1. CRISPR/Cas 技术

作为适应性免疫系统的一部分，CRISPR/Cas 系统通过捕获入侵病原体的核酸序列，在未来遭遇病原体时，使用这些捕获序列（"间隔序列"）指导 CRISPR/Cas 蛋白破坏病原体的 DNA 或 RNA。不同种类的细菌和古菌中存在不同种类的 CRISPR/Cas 系统，它们的成分和作用机制不尽相同。例如，1 类 CRISPR/Cas 系统包含多蛋白效应复合物，而 2 类系统具有单一效应蛋白。截至目前，CRISPR/Cas 的类型和亚型列表还在不断扩展。

CRISPR/Cas 系统前所未有地提升了我们在不同物种活细胞中操作、检测、成像和注释特定 DNA 和 RNA 序列的能力。这项技术的易用性和稳健性彻底改变基因组编辑模型，研究范围迅速从基础科学扩展至临床应用。自从 CRISPR/Cas9 的基因组编辑技术问世以来（Jinek et al，2012），相关的应用呈爆炸式增长，在 2020 年，基因编辑技术被授予诺贝尔奖。

CRISPR/Cas 基因组编辑工具的开发继续推动生命科学的重大进步，目前已在基因转录调控、表观遗传修饰、RNA 编辑和核酸检测方面有很广的应用，在治疗遗传疾病和增强细胞疗法方面具有巨大潜力。利用 CRISPR/Cas 技术对造血干细胞和祖细胞以及 T 细胞的改造，已进入临床测试阶段，初见疗效。

2. 体外基因治疗技术

体外基因治疗是指分离患者干细胞、祖细胞或分化的细胞，进行基因矫正和体外扩增，最终移植至患者体内，用于治疗遗传性疾病或恶性肿瘤等。同体内基因治疗相比，体外基因治疗可以在细胞基因编辑前后进行鉴定、分选、扩增和分化，大大提高安全性和有效性。体外基因治疗目的可分为：重建功能细胞谱系、增加治疗基因剂量、靶向治疗、增强免疫反应等（Naldini，2011）。

过继免疫疗法是增强免疫反应的一种策略，是在体外将对肿瘤有免疫能力的自体或异体免疫细胞进行活化、扩增后，输入肿瘤患者体内，进行抗肿瘤治疗。例如，利用体外扩增的 T 细胞，研究人员可以通过基因编辑的方法，重新定向它们的抗原特异性或提高其临床安全性。

对于体外基因治疗，未来的目标包括更好的慢病毒载体设计，以进一步提高安全性和转基因控制，高效的大规模生产和载体的分析表征，以及开发毒性较低的预处理方案，允许基因校正干细胞的稳定植入。基因治疗的进步为许多难治疾病带来了令人兴奋的新治疗机会，但同时也需要克服这类新技术带来的挑战并充分发挥其治疗潜力。

3. 嵌合抗原受体细胞技术

嵌合抗原受体（CAR）细胞治疗属于过继免疫疗法的一种，其利用基因导入的方法，如腺病毒、慢病毒、非病毒载体等方式将抗原特异性 CAR 导入自体或异体免疫细胞，在体外进行扩增后输注到患者体内，使其发挥特异识别并杀伤肿瘤细胞的功能。CAR 是模块化合成受体，由 4 个主要成分组成：胞外靶抗原结合结构域；铰链区；跨膜结构域；一个或多个胞内信号转导结构域。目前 CAR 细胞主要包括 CAR-T、CAR-NK、CAR-NKT 和 CAR-M。

CAR-T。T 细胞作为体内肿瘤免疫的主要细胞，是最早开始被用于 CAR 细胞技术的。自从第一代 CAR-T 被研发以来，CAR-T 相关技术不断更新迭代，而其临床价值也被临床前和临床试验所证实。CAR-T 技术通过将肿瘤细胞特异性抗原受体序列插入患者 T 细胞中，经体外扩增后回输患者体内，替代功能缺失的 T 细胞，从而高效且特异性杀伤肿瘤细胞。但是，CAR-T 在临床应用中仍然存在许多局限性，如存在抗原逃逸的现象、非肿瘤组织的靶向效应、实体瘤治疗效果不佳、具有一定的细胞毒性及副作用等。此外，CAR-T 细胞目前仍属于个性化定制生产，尚未有通用型 CAR-T 细胞产品上市，因此产品制备、批次稳定性、成本、运输等环节均限制了 CAR-T 细胞更大规模的应用。在未来，通用型 CAR-T 细胞产品以及不同疗法的联用可能成为 CAR-T 细胞治疗的发展趋势（Lin et al，2021）。

CAR-NK。自然杀伤细胞作为固有免疫成员，是机体免疫防线之一，具有清除病毒感染或癌变细胞的杀伤能力。与 T 细胞不同，其不依赖抗原提呈细胞对抗原的加工和呈递，便可快速有效攻击靶细胞。此外，异体来源 NK 细胞移植副作用较 T 细胞小，显示出其更好的安全性，且具有作为现货式治疗产品使用的潜力。CAR-NK 细胞免疫治疗技术融合了 CAR 技术和 NK 细胞免疫治疗的优势，在肿瘤治疗领域具有巨大市场应用前景。虽然，CAR-NK 细胞免疫治疗展现了巨大的应用潜力，但其在临床应用中仍然存在体外培养扩增、CAR 的选择、CAR 的转化方式及效率以及 NK 细胞冻融过程等瓶颈问题（Schmidt et al，2020），相信随着免疫疗法蓬勃发展，相关问题均会得到攻克。

CAR-NKT。自然杀伤性 T 细胞（NKT）是一类特殊的 T 细胞，同时具有 NK 细胞和 T 细胞的特征，可以识别糖脂体抗原（Godfrey et al，2004）。NKT 细胞在机体中主要发挥免疫监视和激活免疫应答的作用，参与机体的天然免疫和适应性免疫反应。虽然 NKT 细胞是一类 T 细胞，但是同种异体的 NKT 细胞过继性移植，并不会出现移植物抗宿主反应，不会攻击患者自身正常的细胞。因此与传统的 CAR-T 相比，CAR-NKT 具有更好的安全性。而且，有研究表明 CAR-NKT 在实体瘤具有与 CAR-T 相当甚至更强的细胞毒性。

CAR-M。巨噬细胞是一群高度可塑的细胞亚群，与单核细胞、粒细胞共同组成单核吞噬细胞系统，是天然免疫应答的重要组成部分，具有吞噬抗原抗体复合物的能力，参与适应性免疫。与 T 细胞相比，巨噬细胞具有靶向并浸润至肿瘤内部的优势，这在实体瘤的免疫疗法中至关重要。另外，巨噬细胞的几项临床治疗结果显示，过继性回输巨噬细胞，并不会引起严重的不良反应，这也进一步证明了 CAR-M 在临床应用中的安全性。因此 CAR-M 在实体瘤治疗中具有较大的潜力。

（三）基因修饰细胞治疗遗传性疾病

1. 镰状细胞贫血、地中海贫血

镰状细胞贫血和地中海贫血是常见的单基因遗传病。传统的治疗方法目前仍无法根治，临床应用受限，而基因编辑技术能够通过改变人造血干 / 祖细胞中的基因表达，为疾病缓解与治疗提供新方案。从 β - 地中海贫血患者分离造血干细胞，用病毒将外源性类 β 珠蛋白转基因引入造血干细胞，使该基因表达，从而纠正有

缺陷的 β 珠蛋白链生成过程。此类基因疗法已在欧洲获得附条件上市许可。另外，CRISPR/Cas9 基因编辑疗法 CTX001，用于治疗 β - 地中海贫血和重度镰状细胞贫血，已进入临床试验。

2. 进行性假肥大性肌营养不良

进行性假肥大性肌营养不良是一种遗传性进行性疾病，由编码抗肌萎缩蛋白（dystrophin，Dys）的基因突变导致基因移位或表达缺失和蛋白质功能完全缺失所致。Dys 基因突变中断了其 mRNA 阅读框，从而使肌纤维细胞缺失 Dys。某些情况下，强制排除单个外显子基因能恢复部分阅读框，并且产生较短的功能蛋白。目前，基于干细胞的进行性假肥大性肌营养不良疗法有两种策略。第一种是同种异体干细胞移植，包括来自具有正常抗肌萎缩蛋白的细胞，将这些细胞移植到进行性假肥大性肌营养不良患者体内。第二种是自体干细胞移植，采集来自进行性假肥大性肌营养不良患者的细胞，这些细胞在体外经过基因改造以恢复抗肌萎缩蛋白的表达，随后移植回患者体内。基因修饰细胞治疗可以在体外反复验证细胞的安全性，相较于体内直接基因修饰法具有更高的安全性。

（四）基因修饰细胞治疗血液瘤

血液瘤又称血液系统恶性肿瘤，类型较多，临床上常见的主要有白血病、恶性淋巴瘤以及多发性骨髓瘤等，具有恶性程度高、治疗复杂、预后差的特点。由于血液瘤位于血液循环中，肉眼或影像学不可见，因此无法进行手术切除，往往只能采用放化疗的方式进行治疗，但是随着医疗技术的发展，基因修饰的免疫细胞疗法成为血液瘤患者的新选择。目前已上市的 CAR-T 相关产品主要针对表达 CD19 和 BCMA 的淋巴瘤和多发性骨髓瘤。免疫细胞疗法在恶性血液瘤治疗中具有巨大潜力。目前，针对其他血液瘤的CAR-T产品也在积极布局研发或进入临床试验阶段。此外，CAR-NK细胞免疫治疗在人类血液瘤中也具有广阔的临床应用前景。已有几项CAR-NK细胞临床试验在白血病患者中进行。但是，CAR-NK细胞免疫治疗作为一个新兴领域，仍需进行大量临床研究以证实其可行性。

（五）基因修饰细胞治疗实体瘤

实体瘤即为有形瘤，具有实体肿块，肉眼或影像学可见。临床上实体瘤分为良性肿瘤和恶性肿瘤。良性肿瘤无浸润能力和转移能力，一般手术切除后不易复发。但是恶性肿瘤转移性和侵袭性强，治疗手段有限，成为我国国民健康的主要威胁，每年死亡人数持续增加。与血液瘤相比，实体瘤靶点异质性强、肿瘤微环境复杂，同时T细胞本身靶向肿瘤能力有限，且无法浸润至实体瘤内部，造成CAR-T在实体瘤中研发难度大。目前针对实体瘤的CAR-T产品，多数处于临床前以及临床试验阶段。

除CAR-T之外，其他针对实体瘤的免疫细胞疗法也发展迅速。例如，CAR-NK细胞免疫治疗的研究结果显示，其在针对胶质细胞瘤、骨肉瘤、肝细胞癌、胰腺癌和乳腺癌等相关疾病治疗中表现出了较好的效果。这些免疫细胞疗法有望为实体瘤治疗提供新的手段，推动实体瘤治疗的进程。

（六）基因修饰细胞治疗自身免疫性疾病

调节性T细胞（regulatory T cell，Treg）是一类CD4 T细胞，属于免疫调节类细胞，主要发挥免疫抑制性作用，诱导免疫耐受，维持免疫稳态。当Treg细胞功能减弱时会出现自身免疫性疾病。

Treg细胞进行工程化改造表达CAR后，能显著增强其靶向性，主要设计应用于异体移植和移植物抗宿主病的治疗。目前已有多项研究证实 CAR-Treg 在结肠炎、移植物抗宿主病等疾病模型中发挥了重要作用，可以抑制炎症反应，提高移植物的存活时间，以及避免或减弱移植物抗宿主病的发生。

虽然 Treg 细胞在抑制免疫应答方面显示出了极大的潜力，但是 CAR-Treg 还存在许多待解决的问题，如培养体系、存活时间、*Foxp3* 基因长期稳定性表达等。CAR-Treg 的开发还处于早期阶段，研发安全有效的临床级细胞产品还需要克服很多困难和障碍。

四、普惠性细胞治疗是应用转化的关键

（一）规模化制备技术

1. 规模化扩增技术

细胞治疗主要利用干细胞、功能细胞或经遗传改造的特定功能细胞移植，促进组织器官再生或机体康复，实现疾病治疗目的。细胞治疗通常需要大量细胞，而基于实验室水平的扩增手段难以满足需求，因此，细胞的规模化制备是制约干细胞和细胞治疗领域发展的重要瓶颈。

开发一种明确、稳健、经济可行的规模化扩增技术是细胞治疗所需大细胞数量持续供应的保障。目前，主要通过增加培养皿数量或使用"细胞工厂"等二维（2D）扩大培养方法提高细胞数量，但通常依赖于静态培养，限制了关键工艺参数的在线监测和控制。2D 培养虽然简洁、高效，但污染风险大、稳定性差、成本高，不利于干细胞医疗的产业化。

3D 培养是一种有效的扩增方法，其中，细胞球培养、微囊化培养、微载体培养是常用的干细胞 3D 培养技术。细胞球属于较为简单的 3D 模型，通常分为单细胞或多细胞球。利用黏附细胞易聚集的自然趋势，均可通过单一培养或共培养技术制备获得。微囊化培养和微载体培养是通过使用生物材料使细胞在悬浮培养中扩增的 3D 培养技术。然而，既有利于细胞贴附、扩增、可控分化，又便于细胞无损解离与回收的培养载体仍然是目前规模化培养中迫切需要的。

生物反应器技术的使用促进了动态悬浮培养的发展，克服了静态培养条件下典型的环境不均匀性。目前治疗用细胞培养使用的生物反应器仍以通用的反应器为主，国内外都处于起步阶段。国际生物反应器生产商已开始形成技术和装备垄断。我国在干细胞培养、CAR-T 细胞培养、肿瘤 3D 培养的相关设备开发处于相对落后局面。随着生物制药行业对过程分析技术认识的逐步深入，过程分析技术已被逐步应用到生物药品研发生产与质量管理等诸多方面。因此，迫切需要系统开展生物学和工程学的整合研究，形成我国自主的技术和装备体系，为我国细胞治疗产业的发展提供坚实的保障。

2. 细胞冻存技术

细胞冻存技术是一种平台技术，它支持细胞生物学、生物化学、生物材料、诊断和新兴细胞疗法的冷链环节，该技术可有效解决细胞的存储和运输难题，以避免连续细胞培养。许多细胞治疗产品以及临床开发都需要低温储存细胞起始材料、中间体以及最终产品。

冷冻保存的目的是通过减缓细胞的代谢活动来维持生命。在 -196°C 的温度下冷冻保存是广泛使用的细胞保存技术。目前常规冷冻方法有：玻璃化冷冻法和慢速冷冻法。玻璃化冷冻法是以高浓度的冷冻保护剂在超低温环境下凝固，形成不规则的玻璃化样固体，避免冰核形成（Finger and Bischof，2018）。慢速冷冻法指在冷冻保护剂存在下以 1°C/min 的受控速率冷冻，促进细胞脱水以避免细胞内结冰。5%~10% 二甲基亚砜（dimethyl sulfoxide，DMSO）的冷冻保护剂是哺乳动物细胞的冷冻保存金标准。由于DMSO 在高浓度以及室温条件下具有细胞毒性，因此，对所有细胞系使用 DMSO 冷冻保护剂也存在问题。在新兴的细胞疗法中，其中一种潜在副作用就来自 DMSO 输血。在骨髓输注之前去除DMSO 已被证明可以减少副作用。因此，根据不同的临床需求获得不同的冷冻介质成分，实现细胞冻存和直接输注仍是一大挑战。

冷冻保护剂根据其穿过细胞膜的能力分为渗透性和非渗透性。由于不同的细胞类型具有不同的膜通透性参数，因此，不同的化合物渗透细胞的速率因细胞类型和细胞来源而异。同样地，细胞对冷却速率的反应也是细胞类型特异性的。针对不同的细胞治疗产品，优化冻存方案、冷冻介质组成、冷却设备和储存容器，开发良好的生产规范，实现细胞产品长期冷冻保存并保持其治疗特性和临床使用安全性仍然具有挑战性。

（二）低免疫原性干细胞技术

1. 超级供体细胞技术

20 世纪 50 年代，J. Dausset 发现了人类白细胞抗原（human leukocyte antigen，HLA）。随着研究的深入，HLA 被证明可以帮助人体免疫系统辨别自身细胞和外来组织。HLA 与人类的免疫系统功能密切相关。移植治疗过程中，良好的 HLA 匹配可减少排斥反应的发生。在移植免疫研究中，HLA 配型由抗原配型发展为更为精确的分子配型，因此，最理想的移植供体应具有与受体完全相同的 HLA 分子配型，但现实中是可遇不可求。然而，人群中也存在 HLA-A、HLA-B、HLA-C、HLA-DRB1 及 HLA-DQB1 基因位点为高频单倍体的纯合子的个体，来源于这些供体的细胞在细胞移植时能覆盖较大数量的受体人群，也被称为"超级供体"（Howell et al，2010）。

目前，日本、美国、英国、韩国等国家启动了超级供体 hiPS 细胞库的建设工作。日本京都大学 iPS 细胞研究所在建设一个日本人群超级供体细胞库，这些超级供体种子细胞衍生的细胞药物已陆续在大阪大学、京都大学等机构进行临床试验。在中国，俞君英团队筛选出覆盖人数最多的前 100 高频 HLA 纯合子基因型细胞，并制备了中国人群超级供体 iPS 细胞系。

2. 通用型干细胞技术

大量研究表明，ESC 和 iPSC 等多能干细胞在再生生物医学领域具有潜力。然而，在其广泛临床应用之前必须克服的一个主要问题是潜在的 HLA 不匹配，这可能导致免疫排斥。在考虑 HLA 匹配时，HLA Ⅰ类（HLA-A/B/C）和Ⅱ类（HLA-DR/DP/DQ）分子是最重要的。*HLA* 基因具有多态性，除了同卵双生的双胞胎外，没有 *HLA* 基因型完全一致的两个人。因此，在进行异体移植时，HLA 蛋白就成为引发免疫排斥的最主要成分。*HLA* 基因的敲除将有效消除这种免疫排斥，从而制备出无需配型的通用型细胞。

β2 微球蛋白（β2-microglobulin，B2M）与 HLA Ⅰ类蛋白形成异二聚体，是细胞表面呈现 HLA Ⅰ类蛋白所必需的。因此，抑制 *B2M* 基因将清除细胞表面所有 HLA Ⅰ类分子，可以阻止细胞毒性 T 细胞的免疫反应。然而，缺乏 HLA 会激活 NK 细胞的反应，并有可能导致受病原体感染或致癌细胞的增殖。

在避开免疫排斥的同时，如何避免 NK 细胞的杀伤，成为制备通用型细胞的关键所在。由于 HLA-E 是 NK 抑制性受体 CD94/NKG2A 的主要配体，单链 HLA-E 的过表达可抑制 NK 细胞，因此，敲除 B2M 的同时过表达 HLA-E 可有效避免 NK 细胞的杀伤。另外，选择性地敲除 HLA-A/B/C 并过表达 HLA-G，也可以逃避 NK 细胞。另一种策略是敲除 HLA-A 和 HLA-B，并保留高基因频率 HLA-C 的单一单倍型，以生成保留 HLA-C 的 PSC，这大大扩展了供体兼容性。这样制备的细胞能够抑制 T 细胞和 NK 细胞的活性，同时在一定程度上保留 HLA 表达和抗原呈递。也有研究报道，CD47、CD24、CTLA4 和 PDL1 等免疫耐受基因也已经被用于通用型细胞系的制备。

第五节　再生生物医学相关的伦理、标准与规范

近几年，再生生物医学领域发展迅速，不断取得重大进展与突破。与此同时，该领域发展也带来不少伦理争议，这些伦理争议既包含较为传统的伦理问题，也包含随着前沿领域发展而出现的新伦理问题。这些争议给再生生物医学领域的规制治理带来诸多挑战。尽管专家学者、政策制定者、公众对于这些伦理争议尚未达成完全一致意见，但相关规制治理工作一直在有序推进。目前，再生生物医学领域的规制治理，主要涵盖标准、伦理与法律规范三个层面。各个国家的社会、文化、宗教等并不相同，各国

在具体的规制治理路径上也不一样，但都发布了一系列的标准、伦理与法律规范，引导、规范再生生物医学领域的健康有序发展。中国同样如此，再生生物医学领域逐步走向标准化、规范化的道路。

一、再生生物医学领域伦理争议辨析

　　再生生物医学领域的伦理争议，既包括较为传统的伦理问题，比如人类胚胎的道德法律地位、干细胞的伦理法律属性等，也包括随着前沿领域发展而出现的新伦理问题，比如人类胚胎研究"14天准则"是否需要改变、基于干细胞的嵌合体与类器官的伦理地位等。对于再生生物医学领域的这些伦理问题，中国一直秉持着积极的态度参与相关伦理讨论，诸如胚胎的伦理法律地位等传统伦理问题的相关讨论，积极吸收相关伦理原则，纳入国内相关法律法规、伦理规范或标准。随着再生生物医学前沿领域的不断发展，中国科技实力的不断提升，中国对前沿领域相关伦理问题的探讨同样走在了前列。特别是近几年，随着国家科技伦理委员会的成立以及科技伦理治理体系的初步建成，中国会更加积极主动参与到国际相关伦理问题的交流与合作上，更为适时有效地发出中国声音。

（一）传统伦理问题

再生生物医学领域的传统伦理问题，主要集中在人胚胎干细胞和克隆人两方面。

1. 人胚胎干细胞相关伦理问题

由于人胚胎干细胞研究涉及从早期胚胎（精卵结合之后5~7

天）中提取干细胞并建系再利用，因而其伦理争议的核心是胚胎的道德地位问题，即胚胎是否为人，可否用于实验等。胚胎干细胞只能来源于早期胚胎或流产胎儿尸体，因而不论何种来源取得的胚胎干细胞都要损伤到胚胎。

在胚胎的道德地位这一问题上，反对者认为胚胎干细胞相关研究因为损毁胚胎，而有违人性尊严与基本人权。西方国家宗教人士和反堕胎团体就认为，受精卵从受精那一刻起就具有完全的人的道德地位，因而任何对胚胎的损毁都是不道德的，不能被允许的。反对者还认为胚胎干细胞相关研究助长了人类胚胎的工具化和商业化，胚胎干细胞研究会导致堕胎率上升，甚至"无异于杀人"。而支持者则认为，早期胚胎不是"人"，仅是具有位格的位格人，具有发展成人的潜能。更为极端的观点则认为，胚胎并没有特殊的道德地位，而只是"细胞的集合"，因而胚胎不值得被特殊保护，在研究中使用或破坏胚胎是应当被允许的。

实际上，人类胚胎会有一个启动和发育的过程，对于到哪个阶段才具有人格地位，宗教界、科学家和哲学家观点各异。对于有些信仰而言，胚胎的道德地位并非一成不变，而是随着其成长发育程度而逐渐提高的。也就是说，使用胚胎进行科学研究是可以得到辩护的，特别是考虑到人胚胎干细胞研究在基础科学和临床治疗方面的巨大应用价值，而真正需要关注的问题是如何通过严格规范和监管研究及应用活动以体现对胚胎这一特殊生命体的尊重。

当然，人胚胎干细胞研究并非首个触及使用人类胚胎作为研究对象或材料的研究领域，在辅助生殖技术相关讨论中就已有大量讨论。20世纪80年代，英国发布的《沃诺克报告》提出"14天准则"，后为《人类受精与胚胎学法案》所接纳。由于其综合考虑了宗教、伦理、社会等多方面问题，同时具有立法、监管的可操作性，"14 天准则"影响深远，经过多年发展已经成为国际生命科学界、医学界为数不多的共识性伦理原则之一。从世界范围看，至少有 10 多个国家在其法律中规定了"14 天准则"，还有一些国家在其政府报告、科学指南中申明了"14 天准则"。我国发布的《人胚胎干细胞研究伦理指导原则》同样明确了"14 天准则"。

2. 干细胞治疗中克隆技术的伦理问题

干细胞用于疾病治疗存在两大难题，一是胚胎干细胞的来源问题，二是同种异体免疫排斥问题。因此，科学家探索用人的体细胞，采用核移植技术创造出克隆胚胎，从中提取胚胎干细胞用于疾病治疗研究，既可以绕开损毁人的正常胚胎的伦理问题，也能在临床治疗中解决免疫排斥的问题。因此，也有人将干细胞治疗视为治疗性克隆。

目前，全球已经禁止人类生殖性克隆，但对于治疗性克隆则存在较大争议。支持者认为在严格管理与控制下，遵循保证人类尊严和国际公认生命伦理原则，治疗性克隆研究符合人类的切身利益，应当予以支持。反对者则认为治疗性克隆终将滑向生殖性克隆，因为治疗性克隆与生殖性克隆采用同一技术路线，两者间仅是目的不同，存在太多不可控因素，所以主张将两者一并禁止。然而，治疗性克隆与生殖性克隆的技术路线在后期完全不同，其目的也不相同，因而有人认为只要思想上重视、政策法规有严控措施，治疗性克隆滑向生殖性克隆的后果是可以防范的。

3. 干细胞治疗临床转化中的伦理问题

相较于胚胎干细胞，成体干细胞的临床应用因不涉及胚胎和生殖，伦理争议较少，在医疗上的应用前景更为广阔。但因技术尚处于临床前研究和规范的临床试验阶段,其要真正进入临床应用,还有较长的路要走。在技术尚未成熟之前,引起争议较大的是不规范的干细胞临床试验,尤其是2005~2010年,在全球干细胞研究高热竞争态势下,盲目夸大的干细胞临床应用导致诸多社会乱象,出现了诸多未经证明的干细胞治疗中心,遍及全球多个国家,由此一度导致影响极为深刻的"干细胞乱象"。

目前,国内外众多科研机构在开发针对多种重大疾病的干细胞疗法,但许多干细胞治疗方法在临床研究、审批和监管等各个环节仍存在诸多问题。在全球范围内,仍然有许多违规的医疗机构在兜售干细胞疗法,不仅未经证实,而且通常具有潜在危险性且收费高昂,给患者和整个社会带来安全隐患,阻碍了真正有意义的干细胞疗法的发展。

(二)前沿伦理探讨

近年来,随着基因编辑、规模化培养、生物制造等技术平台的逐步成熟与汇聚使用,干细胞相关技术从分子水平走向组织水平,从二维基础研究向三维实际应用过渡。以干细胞为基础的嵌合体和类器官两大领域为最新研究方向,这些研究重燃诸如何为胚胎、何为人的伦理争议,同时也催生出更多新的伦理挑战。

1."14天准则"的调整问题

人类胚胎体外培养技术不断提升——2016年,有研究团队发文表示其胚胎体外培养技术能够维持长达13天,从而使得在技术上突破人类胚胎体外培养"14天准则"成为可能。此外,小鼠、非人灵长类动物胚胎的体外发育也取得重大进展,比如非人灵长类动物胚胎体外培养已成功达到20天等。这些都给当前的"14天准则"带来巨大的挑战。

当前，关于"14 天准则"讨论的焦点性问题在于是否需要延长"14 天准则"。支持者以人类胚胎体外培养技术已经能够达到 14 天为科学证据，以 14 天之后的巨大科学与社会价值为伦理证据，认为应当延长"14 天准则"。而反对者则认为当前人类胚胎体外培养相关研究一般在前 7 天之内，而且延长"14 天准则"无法回答人类胚胎的道德地位以及可能带来的道德滑坡，因而反对延长"14 天准则"。但是，无论是支持者还是反对者，都主张对"14 天准则"的调整问题进行广泛的公众讨论。

2021 年，ISSCR 发布《干细胞研究与临床转化指南》，涉及包括"14 天准则"在内的多项伦理政策调整事宜，比如提出延长"14 天准则"的具体建议，主要包括四个步骤：多元主体开展对话讨论、广泛的公众支持、地方政策和法规允许以及逐案审查等。目前，ISSCR 发布的指南已经引起英、美等国家的回应，比如 NIH 表示，它将仔细考虑 ISSCR 更新的指南。

基于以上背景，我国监管部门，科学、伦理、法学专家以及公众等也广泛关注相关问题。在机构层面，"14 天准则"得到较多讨论，比如北京干细胞与再生医学研究院科技伦理研究中心组织关于人胚研究、伦理及治理的研讨会，就"14 天准则"的调整问题进行激烈的研讨，寻求我国生命科学界、医学界、社会人文学界对人胚研究的探讨与共识，以负责任推动该领域的发展。这些涵盖科技和人文不同学科、专业的专家学者共同探讨生命科技领域的伦理及治理问题，对领域发展及其治理有着重要意义。

2. 人 - 非人动物嵌合体的伦理问题

人 -（非人）动物嵌合体研究，是指将人类细胞（尤其是干细胞）添加至动物胚胎以制备出"人 - 动物嵌合体胚胎"从而进行相关研究，以及将该嵌合体胚胎植入动物体内将其发育到期并出生，以制造出"人-动物嵌合体生物"。嵌合体研究一方面有着巨大的科学和医学应用价值，另一方面还可能引致巨大的伦理、社会争议。

当前，嵌合体研究的相关伦理争议主要集中在人与动物的界限、有损人性尊严等问题，以及可能衍生出其他复杂且严重的社会、法律问题。其一，厌恶情绪，人们对嵌合体研究可能会有禁忌甚至恐惧的情绪。例如，一些人可能会对长有人体器官（如肝、心脏等）的猪或其他动物产生不自觉的厌恶。然而，当人类真正能够通过特定的猪来制备人类器官并治病救人时，或许这样的反感、厌恶会减弱或消失。其二，嵌合体研究可能会模糊物种间的界限。比如，部分人就认为物种间的界限应当是固定的、天然的和道德上相关的，嵌合体研究人为跨越了物种间的界限，因而是不道德的。其三，嵌合体伦理地位不确定。研究者对嵌合体生物属于哪个物种的问题作进一步思考，却遇到一个更大的伦理困境。在当前伦理地位"等级论"之下，如果个体的身体结构及功能在某种程度上发生足够的变化，在理论上则可以改变其伦理地位，比如将人多能干细胞整合到动物的生殖系统，进而产生具有人类生殖细胞的嵌合体；将人类神经元融入动物大脑，进而提高动物的认知能力甚至达到人类的水平。其四，嵌合体研究及应用还存在侵犯人性尊严的风险、引发道德滑坡、侵犯动物福利和权利、引发医疗资源分配不均，以及疾病从动物传染给人类的潜在风险等一系列争议。

3. 类器官研究领域的伦理问题

在类器官研究领域，相关伦理争议主要集中于类胚胎（干细胞胚胎模型）与类脑两大领域。在干细胞胚胎模型的伦理问题上，其焦点性问题是干细胞胚胎模型的道德法律地位以及是否适用人类胚胎研究的"14 天准则"。意在模拟真实胚胎的干细胞胚胎模型是不是真实的胚胎，其是否应当以及在什么情况下、依据什么标准得到与"真实"人类胚胎相似道德尊重和保护的问题，都是需要讨论和回应的。此外，干细胞胚胎模型的"仿真性"还为延长"14 天准则"提供了有效辩护。但是，干细胞胚胎模型的道德法律地位不明确，给当前的监管带来很大挑战。当前的监管主要依赖于一种间接的监管方式，通过解读人类胚胎、人胚胎干细胞等相关法律法规实现，给研究者与监管者都带来很大的困惑，因而亟须进一步澄清。

对于类脑的伦理问题，主要集中在类脑器官是否具备"意识"的可能性，如何界定意识的开始，以及对特定研究限制或特殊审查等方面。其一，随着类脑器官技术逐渐成熟，类脑器官很可能会感知到神经元的刺激（如光和疼痛等），甚至产生知觉和自我意识。为此，是否应赋予人类类脑器官本身应有的道德地位（尊严、权利和福利等）。其二，现阶段科学家已经将人胚胎干细胞衍生的未成熟神经元（神经前细胞）注入患者大脑进行治疗，甚至将来很可能将类脑器官用于移植，届时患者是否会拥有干细胞捐献者的个人特征、性格、个性、情感、记忆等，甚至产生自我身份认知混乱、社会对其身份认知异常等伦理议题。其三，人类类脑器官技术将来甚至很可能复活已经死亡的大脑，届时，由此产生的相关伦理问题，如改变对脑死亡标准的界定、引发关于死亡本质的争论、对被修复主体身份的认定等值得被关注。总而言之，随着再生生物医学领域的持续发展，相关伦理争议既具有传统色彩，同时也随着嵌合体、类器官等前沿技术的发展而逐渐拓展。

二、干细胞成药路径中的标准和规范

（一）干细胞国际标准规范现状

国际标准化组织（ISO）为满足目前全球对干细胞技术需求，制定了多个干细胞相关标准和指南（表3-1），在达成国际共识的基础上，详细阐述了干细胞产品和技术的建立、维护、鉴定、储存和分配等相关要求，为国际生物库建立和基础研究提供了总体指导。

表 3-1　国际干细胞部分标准

标准编号	标准名称	详情
ISO/TS19844:2018	卫生信息学-药品标识（IDMP）。物质管制信息唯一标识和交换数据结构ISO11238的实施指南	药品标识标准规范世界各地的药品监管机构的活动。包括与药品开发、注册和生命周期管理以及药物警戒和风险管理相关的各种监管活动。
ISO 3826-4:2015	人血和血液成分用塑料折叠容器。第4部分：具有集成功能的Aphaeresis血袋系统	包括具有集成功能的无血袋系统的性能要求。
ISO 13022:2012	含有活体细胞的医疗产品-风险管理的应用和加工规程要求	为解决活体细胞和产品的污染、降解、意外修饰和/或混合所带来的危害是制定本国际标准是为了将风险管理应用于使用活体材料的医疗产品的生产。

数据来源：ISO 官网

（二）外国法律法规及我国指导规范

细胞治疗既是临床疾病治疗的一种个体化先进治疗技术，也可以大规模生产药物，各国（地区）对于细胞治疗的法律法规和指导规范等各有不同。

1. 美国

美国人类组织和细胞类产品分为 PHS 351 产品与 PHS 361 产品两大类管理，PHS 351 产品由 FDA 生物制品评估研究中心统一负责审批，PHS 361 产品可以在医院直接进行临床应用。

美国细胞治疗管理的法律依据来自两个法案，即《联邦食品、药品和化妆品法案》及《公共卫生服务法案》。《人体细胞及组织产品的管理规定》是细胞治疗审批的主要依据，将人体细胞组织分为 PHS 351 产品与 PHS 361 产品两大类管理。FDA 与细胞治疗领域其他管理部门、企业、研究机构形成了有关生物产品制造和临床试验指南规范，适用于细胞疗法评估。

2. 欧盟

欧盟细胞治疗的监管有两条路径。一是按照先进技术治疗医学产品进行临床研究与申报，由欧洲药品管理局负责审批和管理。二是遵循医院豁免条款，由医院决定对患者的治疗应用。

欧盟细胞治疗管理的法律依据为欧盟《医药产品法》与《医疗器械法》，为医药产品的临床前研究、临床研究、制造与销售全产业链提供法律监管框架。欧盟 2007 年颁布了《先进技术治疗医学产品法规》，逐渐将组织工程、细胞治疗、基因治疗产品纳入其中。欧盟针对基因治疗和细胞治疗产品制定了一系列科学指导原则，并提出了对先进技术治疗医学产品的研发和监管要求。

3. 日本

日本相继出台了一系列有关再生医学的新法规，将细胞治疗、基因治疗、组织工程作为独立于药物、医疗器械的再生医学产品单独监管，并在 2013 年进行了再生医学产品的审批改革。

日本 2013 年修订《药事法》，将其更名为《药品、医疗器械和其他产品法》，于 2014 年 11 月实施，增订了再生医学产品监管的部分。2013 年和 2014 年先后发布了《再生医学促进法》和《再生医学安全法》，为相关产品从研发到临床应用方面提供了法律依据。日本还出台了一系列研究指南规范，包括《干细胞临床研究指南》《人体自体细胞组织产品质量控制与安全指南》《细胞组织操作原则》等。日本政府也在考虑对细胞治疗的监管立法建立分级管理制度，针对诱导多能干细胞、间充质干细胞、免疫细胞治疗分别制定不同级别的管理办法。

4. 中国

我国对干细胞治疗产品监管分两个层面：一是向药品方向发展，由国家药监局监管，要求细胞在生产过程中必须遵守《药品生产质量管理规范》及其实施指南；二是作为一种临床新技术应用于临床，《医疗技术临床应用管理办法》将干细胞治疗列为第三类医疗技术，受卫生部门监管。

为将人的体细胞治疗及基因治疗的临床研究纳入《药品管理法》的法制化管理，使之走向科学化、规范化，我国于 1993 年发布了《人的体细胞治疗及基因治疗临床研究质控要点》，作为审评批准的基本要求。1999 年的《脐带血造血干细胞库管理办法（试行）》提出对脐带血造血干细胞库实行统一标准、统一规范和统一管理制度。2002 年发布《脐带血造血干细胞库技术规范（试行）》，对脐带血采集、制备、检测、库存、选择和发放等环节进行了详细的操作规定。2009 年发布的《脐带血造血干细胞治疗技术管理规范（试行）》是医疗机构及其医师开展脐带血造血干细胞治疗技术的最低要求。2011 年，《关于加强脐带血造血干细胞管理工作的通知》要求严格执行科研管理和临床试验研究的有关规定，加强脐带血造血干细胞管理。

2003 年发布的《人体细胞治疗研究和制剂质量控制技术指导原则》《人胚胎干细胞研究伦理指导原则》明确了人胚胎干细胞的来源定义、获得方式、研究行为规范等。2009 年制定的《医疗技术临床应用管理办法》规定，干细胞治愈技术由卫生部门负责技术审定和临床应用管理。2011 年发布《关于开展干细胞临床研究和应用自查自纠工作的通知》，要求停止在治疗和临床试验中使用任何未经批准使用的干细胞，并停止接受新的干细胞项目审批。2015 年发布了针对干细胞临床研究的规范性文件《干细胞临床研究管理办法（试行）》。2019 年发布了《生物医学新技术临床应用管理条例（征求意见稿）》《体细胞治疗临床研究和转化应用管理办法（试行）（征求意见稿）》，进一步助推干细胞临床研究和转化应用发展。2020 年发布《免疫细胞治疗产品临床试验技术指导原则（征求意见稿）》《人源性干细胞及其衍生细胞治疗产品临床试验技术指导原则（征求意见稿）》，以期为药品研发注册申请人及开展药物临床试验的研究者提供更具针对性的建议和指南。

目前国内除造血干细胞和一些基于干细胞技术的组织工程皮肤、人工角膜等产品标准外，还发布了《猪多能干细胞建系技术规范》《化学品 胚胎毒性 胚胎干细胞试验》《化妆品胚胎和发育毒性的小鼠胚胎干细胞试验》等标准。另外还有不少地方标准：吉林省于 2020 年发布《干细胞质量管理规范》，2015 年发布《猪诱导多潜能干细胞（iPSCs）的制备和鉴定》；江苏省 2019 年发布《临床级人体组织来源间充质干细胞 质量控制管理规范》；浙江省 2017 年发布《人间充质干细胞库建设与管理规范》。

（三）行政及司法实践

针对干细胞治疗及其宣传的监管难题，欧美等地通过一些监管举措，迅速加强了相关监管，并取得不错的监管成效。在干细胞治疗监管属性方面，一般通过出台相应法律文件，明确将干细胞治疗按照药品进行监管。以美国、加拿大为例，两国在未明确干细胞治疗监管属性之时，都面临着按哪种法律、由哪个监管机构监管的混乱局面，后来通过颁布法律法规、指南规范等加以明确，从而使监管迅速走上正常化。

国内"干细胞美容纠纷""医院违规输送干细胞"这些事件不仅严重损害消费者（患者）的身体健康，破坏国家医疗卫生秩序和市场经济秩序，而且阻碍干细胞研究等生物医学研究的进一步发展，严重损害我国科研的国际声誉。对干细胞治疗宣传的监管，关乎消费者（患者）身体健康维护、国家医疗卫生秩序和市场秩序保障、干细胞研究发展以及国际声誉维护。制定全国性广告指导规范，提供必要指引；加强各监管部门之间的协调联动和增强主动执法；推动相关法律修订，提高违法行为的惩罚力度；明确干细胞治疗的法律属性；等等。建立健全我国干细胞治疗宣传监管体系，是破解当前干细胞治疗宣传监管之困境的有效手段。

第四章

我国再生生物医学的
优先方向及战略重点

　　随着我国人口老龄化进程加快，患退行性疾病和遭受各种事故性损伤的患者日益增多，对组织器官移植的需求也与日俱增，预示着再生生物医学在组织器官再造方面的重要意义。因此，亟须挖掘再生相关的生物标志物及可能的干预靶点，以此发展调控再生、干预衰老及其相关疾病的治疗新策略，发展组织与器官工程新技术。这是关系百姓福祉的重大科学问题，对于治疗复杂的人类疾病，特别是与衰老相关的退行性疾病，填补我国组织器官移植缺口具有重要的现实意义和广阔的应用前景。本章将围绕机体（主要指组织器官）再生机制研究、组织与器官工程和干细胞治疗的优先方向和战略重点进行介绍。

第一节　组织器官再生机制研究

一、研究背景

（一）国际组织器官再生机制的研究现状

1.组织器官再生的研究模型与机制

再生能力在物种进化过程中总体呈现随进化程度发展而逐渐降低的趋势。造成这一进化趋势的原因主要有两点：一是再生过程本身由于消耗能量、产生新生细胞结构等原因直接或间接地影响了动物的生存，因而在选择压力下逐渐丧失；二是面对较低的选择压力和冗余结构的产生，再生能力作为一个中性特征逐渐丧失。因此，大部分哺乳动物的器官再生能力较弱，仅在某些器官中保留了一定的再生能力。相反地，自然界中不少低等生物则具有很强的再生能力，如涡虫可再生出任何缺失的身体部位，斑马鱼和蝾螈等能再生出部分肢体和心脏等复杂组织器官。因此，借助对低等生物再生机制的研究，有望破解人类组织器官再生的秘密，具有广阔的医学应用价值。

此外，个体在不同时期（年龄）的组织器官再生能力强弱也存在较大的异质性。在衰老过程中，许多组织表现出内稳态和再生能力的渐进性下降，导致组织退化和功能障碍。例如，年轻个体皮肤损伤后伤口愈合速度相比年老个体更快；年轻个体肝脏切除后，肝脏质量恢复的速度和效率也高于年老个体。另外，同一器官，在不同的损伤刺激下，也会启用不同的损伤修复过程。例如，在胆管结扎等情况下，肝实质细胞可以转分化为胆管细胞，进行损伤修复。因此，了解这些机制如何影响再生过程是发展干预策略、促进组织再生和延长健康寿命的关键。

不同组织器官的再生调控模式也存在显著差异。有研究发现，在血液、骨骼肌和皮肤等组织中，组织器官稳态失衡或受到损伤刺激后会激活再生功能，该过程主要由组织中的成体干细胞进行新细胞的分化，进而介导组织结构及功能的重建；而有些组织器官，如成年斑马鱼或新生小鼠的心肌、肝脏和血管，它们的再生可能依赖于特定的细胞类型，如肝细胞、血管内皮细胞等在损伤后可以通过自我复制来实现组织器官的更新（Goldman and Poss, 2020）。

2. 组织器官再生的技术

传统的组织器官再生技术着重于以异体器官移植、赝复体及传统义肢等来替代受损组织器官，但都存在一定的局限性。在器官移植方面，供体短缺、保存困难和排斥反应等问题使得器官移植难以满足市场的需求。赝复体由于制作工艺老旧、仿生性能欠佳、操作烦琐等原因，正在逐渐被淘汰。传统义肢又存在重量大、容易引起其他组织萎缩等不足。因此，人们亟待从组织再生来源、材料以及技术领域中取得突破。伴随 3D 打印、器官芯片、纳米机器人、人体导航系统等先进技术的飞速发展，我们距离通过引导组织再生修复、替换损伤组织以恢复人体基本构造及功能的目标越来越近。

1）3D 打印等先进制造技术

3D 打印技术是一种增材制造技术。在生命医学研究领域，根据其打印材料的不同，3D打印可分为四类：第一类对材料无生物相容性要求；第二类对材料有生物相容性要求，但不需要降解，如陶瓷和金属；第三类要求材料有生物相容性且可降解；第四类是以活细胞和/或组织基质为材料的载细胞打印技术。3D打印技术基于计算机辅助成像，能够精准打印个性化支架，模拟缺损组织器官的三维结构；另外，还可融入种子细胞，赋予支架生物活性，因此在组织工程领域受到广泛关注。生物3D打印技术快速发展，尤其是载细胞打印技术，已实现对皮肤、血管、软骨等的打印及肿瘤模型的构建，为人造器官提供了强有力的技术支撑。但载细胞打印技术尚停留在实验室阶段，想要面向市场，亟须解决制造、存活、使用方面的问题，包括提高水凝胶等生物基质成型精度、达到组织要求、确保营养输送满足细胞需要、精准调控堆叠细胞、实现预期效果等。

2）器官芯片等系统模拟技术

随着人体细胞体外培养技术的发展，动物组织器官模型与人体不兼容的窘境得到一定程度的改善。但该技术最大的技术瓶颈即建立体外人体仿真环境，仍未取得突破性进展。人体内细胞生长环境条件复杂，细胞生长分化受到环境中的三维结构和诸多生物化学因素调控。而现有的体外培养技术，主要以二维培养方式维持细胞生长，无法有效模拟体内环境，导致在模型中培育的细胞与人体内的细胞大相径庭，削减了模型的仿生性和临床前期试验的可信度。由此可见，建立高度仿真体内状态的培养环境是确保体外模型成功的关键。

近年来，通过逆向工程技术，可对目标组织或器官部分的结构和功能进行还原。例如，可通过还原肠道表面负责吸收药物的小肠绒毛结构和表皮细胞，观察药物在肠道中的吸收效率。这种方式既保证了模型的功能又缩减了实验成本。

于是，以逆向工程为核心策略的新技术，"人体芯片"应运而生。该平台不但能高度仿真靶标器官的体内环境，还具备所需样本量少、精度高、功能全和自动化程度高四大优势。常见的生物芯片包括：肺部芯片、肠道芯片、血管芯片、心脏芯片、胎盘芯片、肿瘤芯片等。

人体芯片未来发展前景远大，但也面临着诸多技术难题及面向市场化的挑战。技术难题包括：第一，难以建立以诱导多能干细胞或胚胎干细胞为基础的持续高效体外模型；第二，难以增强芯片材料的生物适应性；第三，芯片材料由实验室向工厂转化程度低，难以量产；第四，难以将数据与现有的生物分析技术对接；第五，难以兼顾生物仿真性和实用性间的平衡。因此，突破技术瓶颈是实现市场化推广的前提。

3）器官功能仿真体系

器官功能仿真体系大致包括两类：利用虚拟现实（VR）技术，虚拟仿真组织器官的大小、形态和位置关系；利用微流控体系，对器官进行集成，至多达4个器官，并对同一腔室器官模块自定义。设备中配置了流体控制和培养条件控制单元，可实现单组织和多器官人体组织研究。以上两种技术手段可模拟再生器官的空间立体结构，获取相关理化参数，为临床前的数据研究提供参考。

（二）我国组织器官再生机制的研究现状

近年来，我国研究团队在再生机制领域做出了众多原创性的贡献。例如研究人员开展涡虫与再生相关工作，建立了拥有数万条涡虫的研究体系，并通过自主设计的基因芯片和细胞标记追

踪等技术手段，筛选并鉴定了参与再生过程的近 50 个重要基因
（Wang et al，2019a；Zeng et al，2013）；布局建立了非洲爪蟾养殖
平台，致力于解析非洲爪蟾的再生机制，为人体组织器官再生提
供理论参考；绘制了蝾螈肢体再生过程中独特的细胞动态变化过
程和分子调控特征，发现蝾螈再生过程中独特的纤维化调控特征，
以及由抗炎型巨噬细胞构成的特异性免疫微环境，很有可能是蝾
螈无疤痕的结构重建型再生的关键，推动了人们对器官组织再生
机制的认识（Li et al，2021b）。

除以上低等动物研究成果外，我国研究团队还利用小鼠模型，
开展了针对哺乳动物的一系列再生研究，主要集中在脑、心肌、
肝、血管和皮肤等器官再生方面，也取得了多项重要成果。研究
人员将纹状体星形胶质细胞重新编程为 GABA 能神经元，实现了
亨廷顿舞蹈症小鼠模型中功能性神经元的再生（Wu et al，2020），
并且这种直接从星形胶质细胞到神经元的转化在非人灵长类动物
大脑中被成功复制（Ge et al，2020）。在肝脏再生研究中，研究人
员通过一种"门静脉闭塞"的方法，成功降低了肝脏部分切除黄
疸小鼠模型的肝损伤并提高了组织再生能力（Kong et al，2018）；
发现抑制 Hedgehog 信号通路能通过扰动细胞周期影响小鼠肝脏的
再生（Tao et al，2022）；证实 Brg1 对 eotaxin-1 的反式激活有助于
小鼠肝脏再生（Fan et al，2022）。此外，研究人员发现新生小鼠
心脏损伤后存在成纤维细胞衰老现象，并通过药物清除衰老细胞、
基因敲除和腺相关病毒敲低基因等技术手段，证明了细胞衰老的
发生机制以及细胞衰老可有效促进新生小鼠的心脏再生（Feng
et al，2019）；开发调控内耳干细胞功能的基因治疗，可促进毛细
胞再生，对重建内耳结构、修复感觉上皮完整性具有重要意义，
为治疗感音神经性耳聋提供了理论基础（Chang et al，2015）；建

立了小鼠体外晶状体再生模型，发现烟酰胺部分通过抑制酪蛋白激酶 1A 活性来再生晶状体（Liu et al，2022）；通过单细胞转录组学技术揭示通过激活真皮乳头细胞的 FGF 通路实现毛发再生的机制（Han et al，2022）；在成年小鼠中实现了神经节细胞再生，使永久性视力损伤的小鼠重建对光的敏感性（Zhou et al，2020）；解析了肺泡干细胞对机械力诱导的肺泡再生的分子机制（Liu et al，2016）。尽管不同组织在损伤修复再生过程中的异质性较大，但不同组织器官间还存在协同调控机制。我国研究团队在肝脏和肺损伤模型中发现血管内皮中可以协同作用于血管微环境的相关因子，同时发现血管再生与肌肉及肝脏等组织的再生、骨髓再生与造血功能重建等都密不可分。

相比于啮齿动物，非人灵长类动物因其遗传物质的同源性、端粒长度、器官的生理结构特征及复杂性、生化和信号通路、疾病谱和药物敏感性等方面更接近人类，通常被认为是研究人类器官再生，以及发展相关临床干预的理想动物模型。虽然基于灵长类动物模型的再生研究较难开展，但是可以有效提高新药在人类中应用的适用性，有力推动基础研究向临床实践的转化。在利用非人灵长类动物模型开展再生研究方面，我国科学家也取得了一些成果，包括：发现了人类及其他灵长类动物卵巢衰老的生物标志物，有助于开发促进衰老卵巢细胞再生的新策略（Wang et al，2020）；利用我国自主研发的活性生物材料改善损伤部位的局部微环境，建立起功能性神经网络，促进恒河猴皮质脊髓束再生，进而恢复截瘫肢体功能等（Rao et al，2018）。

除动物模型外，科学家利用不同的体外研究模型，进行了组织再生的研究与应用，包括：创建了新型高效的人类疾病基因原位修复载体 telHDAdV，发展了新的基于干细胞的基因治疗手段，利用人范科尼贫血干细胞模型，解析了其致病机理并发展了药物干预策略（Liu et al，2014）；研发了可以特异结合再生因子及/或干细胞的系列功能生物材料，解决了再生生物医学领域组织器官再生微环境重建的关键技术问题，并针对严重子宫内膜粘连、脊髓损伤、卵巢早衰和心脏再生等医学难题开展了多项临床研究（Ding et al，2018；Jiang et al，2019；Shen et al，2020；Tang et al，2022）。

（三）我国组织器官再生机制研究尚存在的问题和需求

我国人口老龄化形势严峻，肿瘤、心血管疾病等严重威胁着人民生命健康。衰老往往伴随着多器官功能退行、干细胞耗竭以及再生能力降低等现象。同时我国人口基数大，在各种事故性损伤和退行性疾病治疗方面对再生生物医学有着重大需求。因此，挖掘再生相关的生物标志物及可能的干预靶点，以此发展调控再生、干预衰老及其相关疾病的新策略，促进肿瘤、心血管疾病等重大疾病的诊疗规范革新，既是广大群众的迫切需求，也是关系国计民生的重大科学问题。

尽管多年来有关再生的研究在以动物为模型的基础上取得了一系列重大进展，但随着临床转化研究的开展，人们发现大多数的研究成果难以直接应用于临床。这可能是由人与动物之间的物种差异所造成的。因此，迫切需要建立以非人灵长类动物为基础的研究平台，为临床转化提供可靠的数据支撑。在跨物种、跨组织的平台中探索再生的共有和特有机制，是实现干预再生和促进再生的重要一步。

面对临床治疗的关键问题，扩展可供临床用再生资源的来源迫在眉睫。然而，不同组织器官的再生模式、再生能力以及调控机制存在差异。此外，目前衰老与再生跨组织系统调控机制与干预策略研究存在空缺，亟需从多物种、多组织器官水平出发，利用新型多层次分析技术，进行多维度的系统研究，精细解析衰老过程中再生调控机制并探究其影响损伤修复能力的关键因素，进一步挖掘再生相关的生物标志物及可能的干预靶点，以此发展调控再生、干预衰老及其相关疾病的新策略，进而在组织器官再生方面，为疾病治疗提供后备资源，造福民生。

二、主要科学问题与研究内容

（一）主要科学问题

在组织器官再生机制研究领域，亟待解决如下关键科学问题。

1. 各组织器官再生调控的规律

"什么控制着器官再生"是全球最具挑战性的重大科学问题之一。该科学问题的解决需要基于多组织器官损伤的动物模型，利用先进的生物技术与研究方法，解析不同组织器官损伤修复过程中的动态调控网络，比较不同组织的再生图谱，深度解析不同组织器官间再生的细胞动态时空演变规律，解码跨组织的共性和特异性的再生调控规律，推动疾病损伤的干预手段提升和再生生物医学的发展。

2. 高等动物再生能力下降原因

基于构建的从低等模式生物到高等模式生物的跨物种再生研究模型，解析多物种再生过程的共性与特性的调节机制，寻找低等生物再生能力强而高等生物再生能力弱的细胞分子或者遗传以及表观遗传机制，解析不同物种间再生能力变化机制。通过对低等模式生物的机制研究寻找促进高等动物再生能力的靶标或干预方式，为再生生物医学的应用提供理论支撑。

3. 衰老导致再生障碍的分子机制

年龄是组织再生障碍的重要影响因素。胎儿期和新生儿期组织损伤后修复迅速，成年期创伤往往通过瘢痕形式逐渐愈合，而衰老后组织损伤修复能力显著下降。基于不同年龄（阶段）的多组织损伤修复模型，解析年老个体再生能力障碍的关键影响因素及调控机理，挖掘评估衰老相关的再生能力的新型生物标志物，从而寻找潜在的干预靶点，改善衰老个体的再生能力。

4. 促进组织器官再生

损伤导致组织（器官）功能障碍以及机体稳态失衡。系统解析不同组织再生调控的规律及个体再生能力的差异，探索再生的调控机制，挖掘调控组织再生的关键细胞及分子靶标，探索多种干预手段，寻找逆转再生修复障碍、促进再生的有序调控、维持机体稳态的新策略。

（二）组织器官再生主要研究方向

为了回答上述科学问题，开展基于我国自主研究体系的、原创性的再生机制的理论研究是必经之路。由于再生生物医学涉及的环节繁多，自主核心技术的开创难度较大，因此需要全新的模式生物、再生理论以及全新的再生标志物，以形成完善的实验理论体系与评估标准。

1. 组织器官再生修复的新模型、新技术与新方法

围绕急性损伤以及慢性病所致器官损伤与再生修复障碍，建立新型体内和体外再生研究模型，完善包括非人灵长类动物在内

的跨物种的动物损伤与再生研究模型平台；发展多尺度、多维度、多模态、整合分析再生修复全过程信息的新技术与新方法，实现组织器官再生修复关键过程中多维信息的可视化以及数字模拟；建立涵盖多生物源性的数据资源库，构建相应的生物学数据系统分析平台，促进再生规律的探索与解读，促进大数据资源的共享，推动具有我国特色的再生数据库的建设；利用大动物模型，采用药物缓释系统等手段，构建胞外体、生长因子等载体靶向缓释再生实验系统，调节组织再生并提供适宜的再生微环境；发展新型、高效、安全、高度仿真的移植材料，发展 3D 打印、器官芯片等系统模拟技术和器官功能仿真体系；关注损伤控制等临床再生相关技术的科学基础，针对部分临床效果良好的治疗方案，研究其损伤与疾病修复的细胞、分子机制，以及已有明确治疗效果的措施对再生修复过程的调节机制。

2. 组织器官再生修复的多维网络信息解码

在不同损伤与疾病情况下，阐明覆盖再生修复全过程的功能细胞响应、自我保护与动员再生修复过程，以及再生修复终止的分子及细胞变化过程和规律；鉴定再生修复过程中新型功能细胞，揭示其在发育过程中的谱系建立机制；探究组织器官再生修复过程中细胞属性演进和结构、功能重建的细胞过程，重点阐释位置信息控制、组织协调修复调控的关键机制和调控网络，深入解码组织器官再生修复变化过程中的遗传、表观遗传及分子网络机制；解析再生微环境组分及其修复再生的机制，深入研究小分子物质及其代谢活动在组织修复与再生中的作用和机制；揭示再生修复能力的物种 / 组织间差异的机理，解析低等动物再生机制和再生能力保持的关键机制。

3.组织器官再生与结构功能重构障碍的机制

解析重要器官、组织损伤修复或再生障碍的细胞分子机制；探讨年龄、特定生理病理状态等对关键组织器官再生修复障碍的影响和机制；探索免疫、代谢以及节律紊乱在再生障碍中发挥作用的机制；建立重要组织器官再生修复过程动态变化的可视化监测与评价体系，建立再生障碍风险评估与预警方法。

4.组织器官再生修复的干预策略

基于再生修复机制，开展细胞、类器官及动物模型中组织器官原位再生的有序调控与干预研究，通过药物干预、基因干预以及细胞干预等手段激活内源性再生能力、调控损伤微环境，形成促进重要组织、器官损伤后再生修复的新策略与新方案；通过向低等动物学习，向年轻个体学习，干预重要的再生促进通路，探索提高高等动物和老年个体在特定损伤情况下再生修复能力的新策略；探寻类器官等替代性组织器官的在体修复或结构、功能重建新策略；对接特定临床场景，提出新的促进组织器官有序再生修复的干预策略；对相关干预手段进行有效性和安全性评估，期望探索并发掘提高组织再生能力、延缓衰老及相关疾病发生发展的有效策略，开展临床转化应用研究并制定相应规范。

利用小分子药物进行干预，首先基于前期系统生物学分析得到的再生调控重要靶标进行药物分析与预测，初步筛选可能作用于相关靶点的小分子药物库。随后通过多种细胞模型，结合高通量药物筛选技术获得特异性作用于再生调控网络靶点的小分子药物，并验证其在促进干细胞增殖、分化或细胞迁移等再生相关生命活动中的作用。最后，对筛选出的小分子药物进行动物体内的功能验证。

利用新型基因治疗技术进行干预，首先基于获得的再生调控网络及可能的干预靶点，运用新型基因治疗技术结合高效递送载体对再生调控靶点进行精准及有效编辑。随后，利用不同的损伤修复动物模型，对基因干预手段的有效性和安全性进行评估。最终通过敲低或激活靶标基因促进再生功能。

利用细胞移植进行干预，以人（干）细胞为材料，结合基因编辑技术获得在增殖、分化、迁移等方面具有遗传增强的细胞，并将其作为移植材料，用于实验动物多组织器官损伤修复模型，评价该干预手段在促进再生、延缓器官衰老中的有效性及对于受试动物的安全性。

三、发展前景与预期目标

（一）2025 年发展目标

2025 年发展的整体目标是建立器官再生机制和调控的新理论，阐明高等哺乳动物，尤其是灵长类动物器官衰老和再生的细胞和分子机制，发现一系列关键靶标及其信号通路。另外，着重发展原位器官重建的原创核心技术，建立相关基础研究和转化应用的科学标准，开发促进原位器官重建的制剂产品，推动器官原位重建的产业化发展。同时，启动和推进相关关键技术的临床试验和转化应用，治愈重大疾病，促进再生生物医学的发展。2025 年将致力实现我国在器官原位再生方面的一系列原始创新，推进再生生物医学领域发展，为治愈重大疾病，满足国家在人口健康方面的迫切需求带来重要驱动力。具体体现在以下几个方面。

（1）理论突破。建立组织器官再生修复的新模型、新技术与新方法，破解组织器官再生修复的多维网络信息密码，揭示其在原位再生过程中的谱系建立机制。

（2）技术创新。建立重要组织器官再生修复过程中动态变化的可视化监测与评价体系，尤其是再生障碍风险评估与预警方法。其次，基于再生修复机制，开展组织器官原位再生的有序调控与干预研究，形成经小分子药物、调控损伤微环境以及基因治疗手段激活内源性再生能力，进而促进重要组织、器官损伤后再生修复的新策略与新方案。

（3）产品创新。针对器官再生和衰老，以及神经、血液、心血管等重大疾病累及的组织器官，研制具有自主知识产权、用于重大疾病诊断和治疗的标志物检测试剂盒和基于干细胞技术器官原位重建相关产品，完成相关临床前研究，并申报临床试验，应用于临床治疗，实现产业化。

（二）2035 年发展目标

预期到 2035 年，将在如下领域取得重要理论和技术突破，使我国在再生基础理论研究、重要技术创新和临床干预策略等多方面处于国际一流水平。建立在再生生物医学研究领域的新范式，研发以我国为主导的新理论、新模型、新方法，强化应对人口老龄化的科技创新能力，深入实施创新驱动发展战略，把技术创新作为积极应对人口老龄化的第一动力和战略支撑。

（1）重大理论突破。系统阐明从低等到高等动物的器官再生机制及其调控通路，揭示灵长类动物复杂器官再生和重建的机理，建立新型体内和体外再生研究模型；发展多尺度、多维度，动态采集、分析、整合再生修复全过程信息的新技术与新方法，实现组织器官再生修复关键过程多维信息的可视化以及数学模拟解析重要器官、组织损伤修复或再生障碍的细胞和分子机制；探索免疫、代谢以及节律紊乱在再生障碍中发挥作用的机制；建立重要组织器官再生修复过程中动态变化的可视化监测与评价体系，尤其是再生障碍风险评估与预警方法。

（2）重大技术创新。基于干细胞和基因编辑技术，研发可供临床治疗的相关技术和产品，完成其规范性临床前研究，申报并开展临床试验。基于内源性干细胞和原位重编程的器官重建技术，探寻类器官等替代性组织器官的在体修复或结构、功能重建新策略；对接特定临床场景，提出新的促进组织器官有序再生修复的干预策略，并开展临床转化应用研究。

（3）重要创新产品。针对衰老与重大疾病累及的重要组织器官，从基因干预、细胞干预、小分子化合物干预、主动健康等方面研制器官结构和功能重建的相关产品，发展新型、高效、安全、高度仿真的移植材料，基于3D打印、器官芯片等系统模拟技术和器官功能仿真体系获得可量产的标准化器官损伤修复材料，实现产品的产业化。

（4）质量标准和规范。建立临床级原位器官重建的标准操作规程和质控标准。根据影响器官原位重建的因素，建立评价质量及生物学有效性的指标体系；建立相关产品的关键质量属性相关评价技术、标志物、细胞和动物模型、标准参照，以及相关质量评价规范/指导原则等；对不同系统或器官的重大疾病，建立器官原位重建的质量控制和应用技术标准，建立相关产品研究和转化的伦理准则与再生组织的商品化及市场投放；确立可应用再生组织的评估标准，建立体外–体内–人工智能循环模拟实验系统；整体安全性方面，要明确组织取材来源，以形态拟真与功能恢复为金标准，明确实验过程中的检查点、药物动力学、代谢水准，对多器官系统构建过程的多个环节做到精度可控、可调与可监管。

第二节　组织与器官工程

一、研究背景

（一）组织与器官工程的发展规律与发展态势

组织工程的核心内容包括种子细胞、生物材料以及工程化构建策略。其中，获取足够数量且免疫原性低的种子细胞是组织工程研究和构建的基础；生物材料为种子细胞提供了生存和黏附等生理活动的三维结构环境；由多学科交叉融合衍生出的生物3D打印技术、微流控芯片技术等则为工程化构建组织器官的重要手段。无论是新材料的开发还是新技术的使用，组织工程发展都需要满足以下制造标准：类似体内组织的复杂性和动态性；构建策略的通用性、重复性和稳定性。

美国、欧洲、日本较早开展组织工程研究，我国虽然起步较晚，但随着国家持续的科研投入和重点研发计划布局，基于干细胞的组织工程和再生生物医学已经处于世界前列。我国对组织工程领域研究持续投入，经历了从无到有，从小到大的发展历程，对组织工程学领域的投入也逐步加大。组织工程的研究和产品的开发，能够极大提高我国医疗卫生领域的可持续性和创新性。仅在2009～2021年，政府投入用于组织工程相关领域研究已超过15亿人民币。此外，《战略性新兴产业形势判断及"十四五"发展建议》中明确指出，包括再生医学在内的生物技术是下一步发展的主要技术群。

组织工程构建的组织和器官在功能上接近人体健康组织和器官，因而在发育、疾病机理、组织修复等研究领域中有着巨大的作用。材料学、生物信息学、生物力学、流体力学、计算机建模、大数据等领域的快速发展，为组织工程学的发展提供了技术支持，极大推进了组织工程学再生生物医学的发展。近年来，我国组织工程的研究取得了系列突破性的研究成果，在骨、软骨、神经、皮肤重建领域居于世界前列。生物陶瓷骨移植物已进入临床试验（Wang et al，2021），比如利用 SiO2-CaO NF/CS 支架高度模拟骨组织细胞外基质，促进骨质疏松骨缺损的修复（Wang et al，2019b）。我国科学家整合静电纺丝技术、微纳加工和生物材料表面生物化技术，构建了一款具备各向异性的微环境支架材料，并将神经生长多肽负载于该材料上，实现施万细胞定向生长（Li et al，2021a）。

（二）组织与器官工程发展现状

组织工程作为一个多领域融合的学科，包含了材料科学、分子生物学、发育生物学、细胞生物学及遗传学等多种学科的相关内容，为人类健康领域提供了新的出路及巨大的发展前景。干细胞、智能生物材料、纳米技术、基因编辑技术等技术共同促进了组织工程的快速发展，并应用在疾病模型建立、药物开发、器官构建及临床组织器官修复等方面。部分组织工程产品已经开始进入临床转化，包括骨、软骨、皮肤、膀胱、血管移植物及心脏组织等；肾、肝、心脏等复杂实质器官的组织工程修复仍有许多困难需要克服。同时，组织工程未来的发展面临严峻的挑战，包括功能细胞来源、响应性生物材料开发、临床转化中的管理规范等。下面详细介绍不同组织器官的组织工程进展。

骨组织工程研究开展较早，在骨缺损修复治疗的应用中取得了巨大的进展。骨组织工程使用的生物材料应具有生物相容性、骨传导性、机械支撑性、生物可降解性等多种特性。天然生物支架具有可降解特性，将Ⅰ型胶原蛋白植入大鼠损伤的下颌骨内，可实现部分骨缺损的愈合。合成聚合物具有高机械强度，具有羟基磷灰石涂层的聚乳酸－乙醇共聚物已广泛用于多种动物模型，促进骨骼重建。为提高骨支架生物活性，我国已制备含骨形态发生蛋白-2的支架材料，调控干细胞的分化，实现骨组织原位修复。研究者将含有hMSC的聚乙二醇二丙烯酸酯与纳米羟基磷灰石混合共打印，可实现药物递送的功能，并发现羟基磷灰石可促进hMSC的分化及骨ECM的沉积（Gao et al，2014）。

皮肤组织工程已经有多种产品进入市场，用于临床患者皮肤组织的修复与替代。在国际上已经上市销售的产品包括Dermagraft、Apligraf等，适用于烧伤患者的皮肤修复。我国第一个皮肤组织工程产品是"安体肤"，该产品含活性细胞，应用于临床治疗。然而，目前上市的皮肤类产品仍存在一定缺陷，缺失皮肤附属结构。我国科研人员将汗腺细胞培养在含有表皮生长因子的明胶微球中，在植入小鼠皮肤损伤处后，能够改善小鼠皮肤质量，维持伤口愈合时电解质平衡，此研究成果为未来皮肤附属结构构建奠定基础。

神经组织工程近年来发展较快，一些神经组织支架材料已经上市销售，如基于胶原的神经导管产品NeuraWrap和NeuroFlex，可以对神经损伤的患者进行修复。已有研究表明，使用多肽修饰的结冷胶包裹皮质神经元可以保持神经元的结构，在基质胶的支持下形成神经网络。研究者通过3D打印技术将人神经干细胞混入复合墨水中构建神经组织，通过3D原位分化形成突触联系，该工作为研究神经发育与神经相关疾病模型提供了模型。

心血管疾病是全球最主要的死亡原因，心血管组织工程被认为是重要的治疗手段。系列血管支架类产品延长了患者寿命，这些产品仍以国外生产的聚四氟乙烯类人工血管为主。但是目前缺少既能承压又可以长时间保持活性的小直径血管材料。此外完整心脏构建是世界级难题，是国内外研究焦点，我国科学家已经通过干细胞进行心脏类器官构建，并且进一步结合 3D 打印增加了构建的尺度与功能；国外目前使用纺丝支架诱导心肌细胞取向排布，尝试全尺寸组织工程心室构建研究。这些工作都极大推动了心脏体外构建研究进展。

我国的组织工程研发虽然起步较晚，但在近几年的重点发展下已经取得了初步的进展。目前我国组织工程技术在整体上已经处于国际一流水平。然而我国组织工程产品大多处于研发或动物临床试验阶段，还需一段时间积累进入商用。此外我国科学家提出了"材料生物学"新概念，在细胞、组织／器官及整个生物体层面探讨材料特征对生物学功能的影响及调控规律，建立生物材料基因数据库，为新型生物材料的开发奠定基础，推动组织工程理论体系建立。

（三）组织与器官工程的国际新态势

随着组织工程新技术的兴起和快速发展，工程化组织器官制造已经从相对简单的结构性组织转向了更具挑战性的功能性组织器官制造。功能性组织器官制造的一个重要目标是构建仿生型人工三维器官结构，模拟人体生理和病理状态，并最终用于体外疾病建模、药物筛选或器官移植等方面的应用研究。其中，工程化组织内部不同类型的细胞之间以及组织层面上血管和神经网络之间的交联互作是维持器官功能的重要基础。因此，增强三维器官结构及功能的复杂性是当前组织器官工程领域发展的研究重点。从当前的研究现状来看，现有的组织工程技术还无法实现精确模拟人体器官复杂的微结构及功能，包括如何构建组织器官内部精细血管网络及神经网络来模拟组织内部及组织之间相互连接和信息交换等。随着水凝胶、生物 3D 打印、微流控等技术的发展与完善，我国在复杂器官制造及器官芯片模型研发等热点领域取得了系列进展。

1. 血管化组织制造

3D 打印技术在构建血管复杂结构上具有很大优势。通过多材料生物 3D 打印技术可将多种细胞类型嵌入人工打印血管结构中。通过灌注生长因子、营养物质及氧气，可以在较长时间内保证所形成的三维血管化组织存活，并促进功能细胞谱系分化。此外，利用生物 3D 打印技术还可将肾脏类器官放置在微流控芯片上。微流控提供的灌注环境可明显促进肾脏类器官在组织内部和周围形成高度血管化结构。除了生物 3D 打印，通过包载内皮细胞的水凝胶纤维自组装或者借助内皮化脱细胞肺基质作为生物支架等方法也可促进工程化组织的血管形成，从而促进组织内细胞的存活及与宿主组织的整合。

目前虽然在组织器官血管化方面已有一定突破，但是我们必须认识到当前制造的三维组织的结构和生理功能仍然相对简单，与机体相比，并不具备完整的血管和神经系统网络。因此，未来需要进一步提升器官制造技术，研发更接近原生的支撑生物材料，使之能够在器官制造的各个阶段尽可能模拟真实的解剖组织 / 器官。

2. 器官芯片模型

最近十余年，基于微流控芯片技术的器官芯片模型发展迅速。相比传统的平面细胞培养和动物模型，器官芯片与微流控技术结合构建的生理微系统能在体外更好地模拟人体器官的主要结构和功能特征，反映人体生理学、病理学特性，为疾病建模、新药研发和个性化医疗提供了新的支持平台。近期开发的三维肝器官芯片系统，可维持细胞长时间健康存活状态，并可有效模拟体内肝组织微环境（包括血流动力学、氧分带和免疫成分等），为系统性毒理学评价提供了新方法。此外，基于患者癌细胞构建的片上肿瘤模型可用来筛选和优化不同的化疗药物及联合给药策略，从而实现对疾病的个性化精准治疗。

在此基础上研究人员进一步开发了多器官芯片模型。可在不同的功能区域构建多个器官，并通过芯片管道连接，形成能够模拟多个器官功能的仿生系统。该模型可以依托微流控技术精确调控诸如流体剪切力、机械力、溶质浓度梯度变化等多种系统参数，来模拟复杂的器官 - 器官相互作用，为药代动力学评价、吸收 / 分布 / 代谢 / 排泄分析、毒理学评估和疾病研究等提供了很好的体外研究模型。

相对于 2D 细胞培养和 3D 类器官培养而言，多器官芯片能体现跨器官之间的交流，能够为未来临床前实验研究提供更真实的数据，从而增强临床试验的安全性。但是，目前该领域仍然是一个新兴领域。无论是从细胞的来源、新材料的开发、芯片内部各平台的相互连接，还是后续工程制造工艺等，都需要进一步的研究和完善，使之能够在整体水平上最大化模拟人体生理学，增强器官模型的复杂性和研究数据的准确性。

在国际上，组织工程学已迈上一个新的阶段，转向研发更接近原始解剖结构的组织器官制造以及多器官复合生命系统制造等前沿领域。器官与组织工程领域未来的发展将主要依托组织与器官工程技术的革新，同时也需要包括生物学、材料工程、生物医学工程、电子工程等多学科之间的交叉和融合。其中，美国在多学科交叉融合方面做得很好。美国高校、科研机构与企业间的合作十分密切，因此基础研究能更多地以市场需求为导向，这更利于科研成果的临床转化。相对而言，我国的合作形式多集中在高校和科研院所之间，缺乏企业的参与和沟通。因此，研究更多地偏向于基础性研究，成果转化能力相对较弱。未来我国需进一步加强国内企业与高校、科研院所的协同合作，这对产品开发、技术升级、优势资源的整合利用以及产品转化等都有很好的促进作用。此外，国内研究机构还应深化开展与国外领先机构的学术交流，积极拓展国际合作，进一步提升我国在核心技术领域的竞争力和国际影响力。

二、主要科学问题与研究内容

（一）科学问题阐述

组织工程的主要目标是构建具有功能的生物支架材料，以修复、替换受损组织或整个器官，本质上是利用生物医学与工程技术重建新组织或器官。近年来，尽管组织与器官工程领域已经取得巨大进步，但依然面临一些重大挑战，包括缺少免疫相容性好、可再生的细胞资源，尚未完全明确生物材料与细胞的互作机制，缺乏生化与物理特性精准可控的生物材料，难以制备低宿主反应和血管化的大体积组织，工程技术的稳定性与组织器官功能难以平衡，这些是未来组织工程的研究重点。

1. 组织工程中的细胞演化规律

虽然我们对细胞命运调控的认识有了里程碑式的发展，但明确生物功能材料调控细胞演变的内在机制依旧是组织工程领域的首要科学问题。生物材料的物理性质能够通过胞外基质和膜蛋白转化为化学信号，影响细胞活性及功能。通过开发复杂结构与功能的生物材料，调节细胞在黏附、增殖、迁移、分化和成熟方面的行为。在过去数年中，科研人员已经使用结合生物活性分子策略的先进化学方法来提高生物材料的相容性和活性。例如利用点击化学反应制备生物活性因子和生物酶作用位点复合的细胞响应性生物材料，定向引导细胞分化组装，形成类似体内的微纳结构。更多样化的非共价键能够系统性调节材料的性质与结构，匹配器官动态性、复杂性的特点。

2. 构建具有复杂结构与功能、血管化的大体积组织

如何构建具有复杂结构与功能、血管化的大体积组织（$>1cm^3$），是当前研究重点。大体积组织具有三维血管网络等复杂结构以及多尺度水平上的生理功能。新一代交互式生物材料支架和生物反应器正在开发中，以模拟体内特征。虽然早期的发现是基于具有不同形貌、刚度性质的二维材料，但该领域已迅速发展到使用三维矩阵来更准确地指导干细胞功能演变。

构建三维血管网络被认为是组织工程中的一项重大挑战。虽然现在已有各种类型的血管芯片和生物 3D 打印的血管网络，但仍缺乏调节血管网络结构和血管尺寸的有效策略，无法满足生理灌注和血管吻合的植入要求。在利用脱细胞基质和全器官灌注构建血管网络的方法中，细胞来源局限于少数细胞类型，不足以建立功能性的、器官型的循环网络；利用 3D 打印和器官芯片构

建的血管网针对单一尺度，缺少不同尺度血管的连接，并且血管承压和血管活性是具有矛盾的两个性质，如何开发生物材料和组装策略同时满足这两个需求是当前血管网组织工程的重要研究方向。

3. 工程技术稳定性与组织功能动态性关系

人体器官是由分子、细胞、组织等多层次要素集合而成的复杂系统，通过物质、能量和信息的有序流动完成各项生理活动，当前 3D 打印等工程技术无法实现复杂结构时空特异调控。器官发生发育是自下而上由干细胞、前体细胞等内在驱动力结合生长环境调控逐步形成特征性宏微观结构；生物 3D 打印等制造策略是通过自上而下的方法将异质生物材料、多细胞种类成型为特定组织结构，因此工程手段受限于细胞的生长速度、迁移方向、随机运动行为及可组装性，多能型细胞的有序整合效率低，很难体现类似正常组织的生理功能。

中国科学院动物研究所研究人员提出借助发育生物学原理，理解干细胞 3D 发育模式，设计具有时空调节性生物材料环境的一体化组装策略。通过干细胞预编程改造、生物材料响应设计、预组装框架打印，控制细胞的分化、迁移、组装，模拟器官的发生发育过程。开发体外器官复杂结构的多材料同步精准成型/多工艺融合技术平台体系，解释体外构建异质组织器官的发育模式及细胞命运调控机制。因此，横向上根据器官的生理结构特征，不断提高制造结构的复杂度；纵向上探究细胞与材料之间的互作关系，提高材料的综合性质，满足工程构建要求并精准调控干细胞在三维空间中的命运及运动；整体上是通过这两个方面的协同统一完成复杂功能器官制造。

（二）前沿方向

在过去数年里，组织工程虽然在许多领域已取得成果，但在临床和商业化应用方面却发展缓慢。组织工程技术的有效转化将为现有临床难题提供更多的解决手段。组织工程未来的发展会囊括如下部分：多技术的整合、智能生物材料的开发、干细胞的推广应用、大尺度复杂组织或全尺度器官的构建、生物工程化组织替代动物实验的尝试、个性化药物的开发以及工程化组织的临床和商业转化等研究。复杂组织和器官的发育涉及细胞生长、分化、形态发生和各种细胞群体成熟的动态调控过程。通过协同个体发育的时空特异性，结合先进制造技术来实现复杂组织和器官的构建具有广阔的前景，但其中面临的机理阐释、技术瓶颈及应用转化的问题依然是现阶段组织工程和再生生物医学面临的重大挑战。未来组织工程的发展需要综合多学科与多技术手段，如发育生物学、解剖学、生物材料及生物制造技术（如生物 3D 打印）、3D 建模、高内涵成像及纳米技术等，以推动组织工程产品实现临床及商业化应用。此外，结合人工智能、大数据等交叉信息技术有助于实现组织工程的智能制造。组织工程的未来发展范式需要通过规模化生产并辅以高标准的质控，以实现大规模临床推广。

1. 组织器官智能制造

组织工程和再生生物医学为患者治疗及快速康复提供了解决途径。理解器官发生发育机制，为实现复杂器官的构建奠定了重要基础。然而，在阐释特定遗传及信号通路如何影响器官发育机制过程中会产生某些漏洞，如试错步骤、生产效率以及由人为因素导致的主观错误等情况。人工智能、自动化装置和机器学习的应用为解决这些缺陷提供了思路。人工智能和机器学习正在革新数据处理、产品设计、材料科学以及机械工程等领域在内的多个工业和社会相关领域。在人工智能辅助材料发现领域，材料基因组计划是最具开拓性的综合性项目之一，它激发了先进工业应用创新材料的重大技术突破。一般来说，人工智能和机器学习可以通过研究材料化学组成来预测材料的最终性能；材料的力学性能也可以用机械学习技术进行预测。

生物医学领域可以大大受益于复合材料的研究，例如多尺度孔隙和晶格结构对于仿生人体组织和器官的生物力学特性至关重要。组织工程的基本策略之一是通过植入人工材料或支架阐释细胞微环境的机械特性，从而使受损组织处的细胞获得足够的机械刺激，以实现组织再生的目的。

人工智能在组织工程和再生生物医学领域的一些重要应用包括：基于神经网络的计算模型可实现复杂组织构建及应用；利用人工智能对组织工程结果进行预测，如预测修复策略的血管化；基于机器人的快速成型系统可用于制备支架，特别是在骨骼肌构建中的应用和自动化细胞加工的机器人系统。此外，通过3D打印、机器学习引导的支架来减少损伤，关联体外生理生化效应等研究已经被报道。最近的研究显示通过输入图像的二维卷积神经网络可以有效地对多孔材料的多种性能预测。

2. 智能生物材料介导的组织工程

组织工程中常用到的智能生物材料主要是指智能生物响应材料，即对环境变化非常敏感，且能与其相互作用或被其激励的材料，该材料亦支撑精准医疗发展具有强烈吸引力的治疗手段。随着对生物响应机制的深入了解，研究者已在材料化学、生物分子工程、制药学、微纳加工上进行了探索，从而发展智能生物响应材料，并将其应用于药物运输、诊断、组织工程和生物医学装置等领域。智能生物材料的有效设计可以促进其对生理环境、生物标志物和生物颗粒（包括合成载体和工程生物颗粒等）的响应，进而更好地应用于组织工程中。根据智能生物响应材料对生理环境的响应，可以实现组织工程中氧和营养物质的变载运输（pH 响应）、药物诱导的肝损伤检测（氧化还原响应）、肝素的可调性释放（酶响应）、血糖监控（葡萄糖响应）等。智能生物材料与物理化学的相互结合可以促进其仿生化的提高，从而促进组织工程的蓬勃发展。

目前，组织工程研究主要包括皮肤、胰、肾、食管、气管、小肠、膀胱、尿道、生殖器、腺体等方向，且已有部分进入临床研究。微流控技术和 3D 打印技术相结合并用于组织工程中类器官的构建，可以促进多个组织器官的一体化重构并增强各器官间的物理通信和化学通信，从而构建多器官复合生命系统，以及用于模拟人体生理系统和药物病理学研究。

1）组织工程用于器官重构的现状

组织工程常将种子细胞植于添加有生长因子的细胞外基质中，从而实现组织培养，并可将该组织用于修复病变组织和器官。细胞的培养已从传统的二维培养转向三维培养，从而解决细胞在二维环境中无法实现细胞通信、基因和蛋白质表达、可溶性分子的扩散等问题。迄今，组织工程中常以生物材料（尤其是水凝胶）作为组织培养的支撑材料并以 3D 打印、器官芯片等技术来实现类器官（如肝、肺、心、肾等）网管的立体构建，从而为模拟人体生理结构的类器官培养提供可能性。现阶段，器官重构面临的主要挑战在于如何实现细胞的功能化分化、细胞的紧密连接和通信，以及器官的信号及时检测等。

2）多器官芯片发展现状

组织工程与微流控技术的结合可以促进多器官芯片的有效发展。微流控技术可用于细胞组织的培养，从而构建体外类器官并用于研究人体生理系统和药物生理学。现有的器官芯片包括肺、肝、心、肾、胰、肠、血脑屏障以及血管组织芯片，这些芯片可实现单一器官的部分功能（如肺的收缩／舒张、血液样本滤过、心脏的跳动等），但不能复现人体组织器官的复杂生理功能（如心脏的泵血）。随着微流控技术的发展和人体微环境模拟的需求加深，在芯片上构建具有多个器官的多器官芯片正成为器官芯片发展的趋势。多器官芯片的最终形式将是能够彻底或基本上实现人体各器官的功能与器官间的相互作用，从而为体外人体生理系统研究和医学研究构建基础生理平台。目前，多器官芯片主要是由多个培养腔室和连接培养腔室间的微通道构成，每个培养腔室内均可进行特定组织或器官细胞的二维或三维培养。微通道则作为各细胞间物质交换的途径。人体的屏障类器官和非屏障类器官与外界生物化学环境接触的方式不同，应用多层结构的微流控芯片可以实现以上两类器官的差异性培养，进而更好地模拟人体微生理系统。研究者提出的典型多层结构微流控芯片可以进行多个屏障类器官／非屏障类器官细胞的共同培养。此系统可通过检测一些生理指标和表面活性剂含量等，模拟人体部分器官之间的相互作用和通信，从而分析人体生理状况。另一典型的器官芯片模式，通过多腔室相连并在腔室内进行细胞／组织的培养，并通过取样点进行取样从而检测细胞的功能性，模拟人体部分组织器官的生理活动。有研究者提出四器官（包括肠、肝、皮肤和肾等）芯片，可用于模拟人体的消化系统（包括肠、肝）对药物的吸收和代谢以及泌尿系统（肾）的过滤和排泄功能。目前，多器官芯片尚无法对多种细胞/类器官进行长时间（>28 天）培养。同时，多器官芯片中可利用光学仪器对组织生长微环境的参数（如 O_2、pH、温度等）和部分标志物进行实时检测，但检测设备较为昂贵且检测流程较为复杂。

3）组织工程与多器官芯片构建片上生命系统

组织工程和多器官芯片的有机结合可以促进体外生命系统的构建。其未来发展趋势在于利用微流控技术实现多细胞/类器官在体外环境中的长时间培养，并实现对其生长环境的快速与实时检测。具体来说，多器官芯片中的基材需要具有更好的生物相容性。实时检测所需的电化学传感器则应具有高灵敏度、鲁棒性和可集成化等特点。芯片的具体形式则应与人体具有相似性、对类器官的生长尺寸和移除/装配的无限制性。

三、发展前景与预期目标

组织与器官工程经过多年的发展，在体外培养、仿生制造、药物筛选等方向取得了长足的进步，其技术的进步体现在组织工程的三要素（细胞、支架、生长因子）的进展：在细胞方面，干细胞和体细胞的规模化、工程化设计和改造极大地丰富了组织工程的特异性和多样性；在支架构建方面，诸如静电纺丝和 3D 打印等新型支架制造手段不断更新换代，极大地提升了组织工程支架复杂性和可控性；在生长因子方面，生长因子递送和调控手段的丰富提升了对细胞命运和功能表达的调控能力。然而，当前组织工程的发展水平距离组织工程的目标（体外构建可移植器官和利用体外模型取代 2D 模型或动物模型）仍有较大差距。针对器官体外制造，构建厘米级的大尺寸功能器官始终面临着构建和维持的双重困难。例如，如何将体外构建的器官进行血管化、神经化，并且将免疫系统整合其中，是整个领域需要重点突破的问题之一。而针对小尺寸（微米至毫米级）的组织构建，已有的类器官技术是极具前景的解决方案，但仍然面临着构建困难、成本高、难以标准化等重大瓶颈。在未来 10 到 15 年内，组织工程将重点布局相关技术体系的建立，开发器官的一体化构建、维持和互连技术，在人工智能技术的介入下逐步实现组织工程的数字化，最终全面推进组织工程的临床转化，成为未来个性化治疗的必要手段和工具，实现按需治疗和即时可用治疗。

（一）2025 年发展目标

2025 年发展的整体目标是革新组织工程学制造技术，满足大尺度器官制造的技术需求；提高器官制造的功能性，实现哺乳动物部分受损器官的体外修复；研发多种类器官芯片产品，推动医疗相关产业加速革新；推动组织工程学关键技术与产品面向临床试验和转化应用，治疗器官损伤等重大疾病，促进再生生物医学的发展。具体体现在以下几个方面。

（1）开发响应型生物墨水体系，模拟多组织器官微环境。

（2）实现多细胞的混合培养体系的研发，为组织工程学器官的培养提供保障。

（3）研发高精密、多材料、多细胞的生物 3D 打印技术，匹配器官多细胞及复杂微环境的生理构造。

（4）设计用于组织工程器官体内外生理指标的非侵成像技术，用以实时评价工程化组织器官功能。

（5）优化器官芯片制造技术，建立健全器官芯片、药物开发和安全性评估系统，实现疾病建模、化合物筛选和目标识别。

（6）规范组织模拟技术，在微流体仿生控制、类器官组织定向培养、多物理场刺激和生物传感器灵敏度四个方面实现多模信号的有效收集和编译，从而获得系统特征点状态读取。

（二）2035 年发展目标

预期到 2035 年，我国应建立完善的科学创新体系，实现组织工程构建从"形似"到"神似"的突破；研发一批我国自主知识产权的高端产品，实现我国组织工程产业的跨越式发展；加快实施一批具有前瞻性、战略性的国家重大科技项目；切实为确保器官供给、挽救患者生命提供坚实的保障。具体体现在以下几个方面。

（1）实现细胞空间命运理论突破。组织工程学中干细胞的加载方式要充分考虑其空间分布带来的影响；这种干细胞排布方式，可以通过材料界面设计和化学基团修饰改性，以及工程组织器官构建策略来调整。

（2）实现动态生物界面理论突破。通过分子尺度的三维生物界面工程，利用基团修饰等手性设计引导干细胞的迁移和分化；通过调控物理场条件与拓扑形貌，构建三维生物界面，进而调控干细胞的组装命运。

（3）实现器官工程制造理论突破。以多级分支管网为主体搭建大尺度组织工程器官，在确保营养供给与代谢的前提下，引入神经与免疫系统，为向患者提供器官移植给予保障。

（4）实现多器官 / 组织芯片的功能性互连，提供理想的药代动力学和药效学模型，用于监测多个器官之间的复杂相互作用，模拟一至多个器官对药物化合物的动态反应。

（5）实现生物传感技术和人工智能技术的高效结合，通过数字化手段来更好地制造组织器官，并在培养和移植过程中对其结构和功能进行量化检测和评估。

第三节　干细胞治疗

一、研究背景

以干细胞为核心的再生生物医学，将成为新一轮医学革命的核心，为多种"不治之症"的治愈带来希望，并对经济、社会发展产生重要的推动作用。近年来，在国家的大力支持下，我国干细胞的基础和临床研究已取得了一批标志性成果，并获得了一批拥有自主知识产权的技术和产品，使我国在干细胞基础及细胞治疗领域的竞争中拥有较高的起点。我国现阶段干细胞治疗着力攻克细胞产品的安全性、有效性及质量鉴定等相关问题，这些问题的突破将有助于我国在干细胞产业化和细胞治疗领域拥有国际领先优势，在满足我国干细胞产品需求的同时，提升我国在干细胞与再生生物医学领域的国际竞争力。

（一）细胞治疗的现状与需求

1. 细胞治疗临床研究的概况与需求

目前开展的细胞治疗临床研究主要针对性治疗包括癌症、血液病、免疫系统疾病、心血管疾病、骨和软骨病、中枢神经系统疾病（帕金森病、阿尔茨海默病）、皮肤病和糖尿病等。其中，经典且相对成熟的就是针对癌症治疗的免疫细胞疗法。2021 年，

CAR-T 细胞治疗产品阿基仑赛注射液在国内正式获批。除免疫细胞疗法外，干细胞疗法的相关研究也在积极快速地开展中，已有多款干细胞产品获得临床试验批件。随着临床转化成果和细胞治疗市场的不断壮大，利用干细胞技术造福全球患者的时代也即将到来。

2. 替代性治疗用细胞的获取

在细胞治疗的基础与临床研究中，如何获得目标细胞用于替代性治疗是一个基础且关键的问题。目前替代性治疗用细胞主要来源途径包括多能干细胞来源、成体干细胞来源和细胞转分化来源等。

干细胞是生物体存在的基础，它们可以通过增殖不断进行自我更新，使得它们的数量可以保持相对稳定。PSC 来源的不同类型的细胞药物已相继进入临床试验阶段，用于治疗多种疾病，包括帕金森病、脊髓损伤、老年性黄斑变性、骨关节炎、糖尿病、心肌缺血、地中海贫血和肿瘤等。然而，PSC 来源的细胞也面临着包括致瘤性、免疫原性和异质性等一系列挑战，需要研究者们进一步探索与解决。成体干细胞也是细胞药物的重要来源。目前，针对成体干细胞中的造血干细胞、神经干细胞、间充质干细胞以及表皮干细胞的研究比较广泛。但是，ASC 来源的细胞存在组织来源匮乏、批次不稳定、质量参差不齐、细胞数量有限等缺点，因此限制了 ASC 来源的细胞产品的工程化与产业化。

除干细胞来源外，通过转分化直接获得功能细胞则是细胞药物的另一个重要来源。转分化即体细胞重新编程进入另一个谱系，而不经过一个增殖多能干细胞阶段。该方案避免了肿瘤形成的风险，为再生生物医学和疾病建模提供了一种替代策略。目前，转分化主要通过化学小分子和外源基因导入等方式来进行。通过转分化的方式，研究者们已经成功获得了肝细胞、心肌细胞、神经元、巨核细胞等细胞类型。然而，外源基因导入手段所得的转分化细胞仍存在一些安全隐患，特别是由外源基因遗传传递引发的潜在问题，如基因突变和基因插入，仍未有较好的干预策略。因此，小化合物或小分子在重编程和转分化诱导中发挥着重要作用。

3. 调节性治疗用细胞的获取

调节性治疗主要是指借助免疫细胞及间充质细胞的免疫杀伤或免疫调节功能，干预疾病发展进程，促进机体损伤修复与组织再生。目前，调节性治疗所使用的细胞包括以 T 细胞、B 细胞及自然杀伤细胞为主的免疫增强杀伤类细胞和以间充质细胞及调节性 T 细胞为主的免疫耐受调节类细胞。

由于免疫细胞在众多疾病的发生与发展中有着重要作用，因此以免疫细胞为靶点的调节性治疗具有巨大的临床应用潜力，已成为国内亟需发展的重要医疗领域。用于调节性治疗的细胞来源主要分为自体来源和异体来源。自体来源是指从患者自身体内分离出原代免疫细胞或干细胞，经体外处理后再回输至患者体内；异体来源是指以人细胞库中的干细胞，包括胚胎干细胞、成体干细胞及诱导多能干细胞为来源进行体外诱导，使其定向分化为调节性治疗用细胞。自体来源获得的免疫增强杀伤类细胞在经历工程化改造后，可应用于治疗自身免疫疾病和癌症等较难治愈的疾病。但这类细胞获取方法生产周期长且个体化程度高，难以用于规模化治疗。而异体来源的细胞获取方法则解决了自体来源的稀缺性和个体化问题，但具有潜在的免疫排斥风险。自 2006 年 iPSC 诞生以来，其由于伦理方面的优势得以迅速发展，尤其是日本大力推动了基于 iPSC 来源的调节性治疗的研究，目前在不同的诱导培养体系下已成功获得了以 iPSC 为来源的多种免疫细胞，包括 T 细胞、NK 细胞、树突细胞、HSC 等。

MSC 具有免疫调节能力强、免疫原性较低的优势，因此，目前多数干细胞临床研究基于 MSC 开展。目前干细胞临床研究备案项目中所使用的 MSC 主要是来源于脂肪组织、骨髓和人胚胎干细胞。基于 MSC 治疗移植物抗宿主病的细胞药物也已在国际上获批上市。此外，人脐带血来源的 MSC 也在系统性红斑狼疮、类风湿关节炎等疾病治疗中有巨大潜力。

以干细胞为来源的调节性治疗用细胞在获取方面存在许多技术瓶颈，包括但不限于：①供体细胞来源不足且受影响因素复杂，供体年龄、健康状况，细胞培养时间、细胞代次等都应考虑在内；②细胞生产过程中潜在风险多，体外培养 / 扩增 / 诱导分化 / 遗传操作 / 冷冻保存 / 复苏等都可能影响细胞特性，致使功能不稳定；③干细胞诱导分化为调节性治疗用细胞的机制不明，诱导获得的细胞应特别注意其功能与体内功能的差异、致瘤性、免疫原性等。

4. 基因编辑技术在细胞治疗中的应用

经过数十年的努力，以 CRISPR/Cas9 为代表的基于核酸酶的精准基因编辑技术的蓬勃发展，为生命医学提供了新的治疗方案，为细胞治疗领域带来了进步和突破。细胞治疗中的基因编辑策略主要是对患者的部分细胞（一般包括成体干 / 祖细胞、iPSC 或免疫细胞）进行体外培养和基因编辑，再进行回输来治疗遗传疾病或恶性肿瘤等重大疾病。我国在基因编辑细胞疗法领域逐渐处于领域前沿水平，并且积极进行基础研究，活跃开展各种细胞疗法。

2019 年利用 CRISPR 技术在人成体造血干细胞上进行 CCR5 基因编辑，在艾滋病合并急性淋巴细胞白血病患者体内实现长期稳定的造血重建。2020 年利用基因编辑技术在 β - 地中海贫血临床治疗领域取得重大成果：通过改造患者的造血干细胞成功在患者体内实现造血重建。

针对免疫细胞的基因编辑策略主要是提升免疫细胞对肿瘤或病毒的识别与杀伤功能，从而提高肿瘤杀伤效果。目前的研究主要集中在 T 细胞疗法，同时带动了 NK 细胞、巨噬细胞领域的快速发展。CAR-T 是 2013 年以来肿瘤免疫治疗领域最具突破性的疗法，在治疗血液肿瘤上效果显著。截至 2017 年，我国 CAR-T 临床试验的注册数目已处于国际领先地位。相较于 CAR-T，基因修改的 TCR-T 的优势主要体现在实体瘤的治疗上。为进一步解决 CAR-T 细胞的脱靶问题，双靶点 CAR-T 和合成 Notch 编辑的 CAR-T 等方法也已经得到了广泛的研究。另外，NK 细胞识别和分解肿瘤细胞的特征使其成为工程化抗肿瘤的新希望，国际上使用 CAR-NK 细胞进行的临床前和临床研究显示了良好的前景。此外，用特异性 CAR 修饰人巨噬细胞，使巨噬细胞增强对肿瘤的吞噬和抗原呈递也成为新的基因编辑细胞疗法的候选。

（二）细胞治疗产业的发展情况

随着国内外细胞治疗产业的蓬勃发展，我国相继出台了多项法律法规和指导原则，推动了细胞生产流程的标准化和规范化，促进了细胞产品的安全性，加速了细胞治疗产业的发展。细胞治疗产业主要包括干细胞治疗产业和免疫细胞治疗产业。

作为生命科学技术产业的前沿，干细胞产业在我国"十四五"规划中被列为战略性新兴产业，加速了我国再生生物医学相关领域的产业化进程。随着全球范围内的细胞免疫治疗研究的不断深入，CAR-T 等代表性细胞疗法商业化加速，细胞免疫治疗将逐渐成为重要的肿瘤治疗方式。我国细胞临床转化领域的研究在近期也获得了重要突破，国内也相继颁发了多项支持行业发展的政策，建立了有序的监管体系。

（三）细胞成药的路径与审批

目前，我国的细胞治疗监管是由国家卫健委和国家药监局双重监管的"双轨制"。①国家卫健委备案路径：适用于研究类的临床研究备案。此路径进入临床所需时间较短、细胞制剂评价要求相对较低、前期投入经费较少，但只能在备案机构开展临床，临床转化收费路径目前尚未打通。备案临床研究数据能否用于药物申报评价仍需具体评估。②国家药监局药物注册路径：适用于以成药上市为目的的细胞治疗产品的药物申报。此路径需要在 CDE 进行新药临床试验申报，注册门槛相对较高，需要更多的安全性评价和安全性数据支持，进入临床所需时间也更长。但该路径较为清晰，细胞药物一旦获批上市，其转化收费途径清晰，临床应用机构也比较广泛。目前，两种路径的临床转化都已取得较快进展。据统计，截至 2022 年 6 月，已有 30 多项干细胞药物通过默示许可进入临床试验。全国已有 100 多家机构通过了干细胞临床研究机构的审核备案。我国干细胞临床研究目前还处于初步发展阶段，但随着监管路径的逐渐明晰，我国的干细胞产业将得到飞速发展。

（四）细胞制剂标准的现状与需求

面对庞大的临床需求，由于干细胞自身生物学特性的多样性、诱导分化机制的复杂性和现有临床资料的有限性，干细胞制剂的规模化和标准化获取尚未实现。不同来源、方法、批次间的细胞制剂存在着巨大的质量差异，导致临床治疗效果参差不齐，限制了干细胞临床应用的发展。"标准助推创新发展，标准引领时代进步。"标准代表一个行业、一个国家在其领域的发展水平，也是行业健康发展的保障。干细胞产业健康发展有赖于完善的技术标准和规范。因此，建立严格的、科学的干细胞制剂质量控制体系，以确保干细胞治疗的安全性和有效性，对加快干细胞产业标准化进程，促进干细胞临床转化和产业化发展，提升我国在干细胞与再生生物医学领域的国际竞争力，具有重大意义。

为规范干细胞临床研究行为、保障受试者权益，我国已陆续出台了《干细胞临床研究管理办法（试行）》《干细胞制剂质量控制及临床前研究指导原则（试行）》《涉及人的生物医学研究伦理审查办法》《干细胞制剂制备质量管理自律规范》《细胞治疗产品研究与评价技术指导原则（试行）》等一系列关于干细胞基础研究和临床转化方面的管理办法与指导原则，用来要求干细胞从业者遵守医疗卫生伦理，保证干细胞制剂的质量。这些管理办法和指导原则的颁布对管理细胞治疗产品等方面做出重要贡献并对促进干细胞临床转化具有重大意义。然而，由于干细胞相关研究及产业在快速发展，科学的监管体系尚未建立，在我国乃至世界范围内的干细胞研究与应用相关规范化管理标准皆处于起步阶段，现有标准管理体系有诸多空白亟待填补。目前我国仍亟需出台详细、可供参考的标准体系，以针对药品安全、有效、质量可控的要求，规范干细胞研发机构、备案医院和干细胞库等相关的干细胞研究。

针对干细胞转化研究的重要问题和重大机遇，为科学规范地开展干细胞标准化工作，引领我国干细胞产业发展，中国细胞生物学学会2019年成立了标准工作委员会，委员会的前身是中国细胞生物学学会干细胞生物学分会于 2016 年成立的标准工作组。委员会广泛吸纳了干细胞、标准、资源库、产业化、认证认可等领域专家，开展了干细胞及其分化功能细胞相关领域的团体标准、国家标准和国际标准相关工作。2017 年发布了我国首个干细胞团体标准《干细胞通用要求》，2019 年发布了《人胚胎干细胞》团体标准，2021 年发布了《人间充质干细胞》《人造血干 / 祖细胞》《人诱导多能干细胞》《人视网膜色素上皮细胞》《人心肌细胞》《原代人肝细胞》等干细胞及功能细胞团体标准。上述系列标准的发布得到了领域内领导及专家认可，对于推动我国干细胞产业发展、支撑政府科学决策与管理具有重要意义，在国内外具有较大影响。

ISSCR 于 2021 年更新的《干细胞研究与临床转化指南》加入了涉及人类胚胎与干细胞科学进展的新建议，并有机结合干细胞基础科学研究和临床伦理规范，为干细胞临床转化的科学监管提出了切实可行的建议。

面向世界科技前沿、国家重大需求和国民经济主战场，基于干细胞产业的现实需求，我国亟需将干细胞创新成果转化，制定并完善标准体系，有计划性、步骤性、分重点地推进干细胞再生生物医学产业化，以提高我国在干细胞整体领域的国际影响力与竞争力。

二、主要科学问题与研究内容

针对干细胞命运调控与定向分化、功能细胞获得、大规模扩增、细胞制剂标准化等关键科学问题，对我国干细胞治疗领域发展方向提出以下建议：①开展多种新型多能干细胞及其衍生细胞的研制；②建立原创性创新型干细胞治疗新技术、新方法；③推进临床级细胞制剂的产业化进程，建立细胞制剂的规模化制备和质量控制体系；④加快和完善干细胞治疗的标准化建设。

（一）新型多能干细胞及其衍生细胞的研制

1. 通用型多能干细胞的研发

免疫配型目前仍是细胞治疗的主要瓶颈，虽然 iPSC 技术的出现使自体 hiPSC 的细胞疗法能够最大程度减少免疫排斥，但是自体 hiPSC 及其衍生细胞的制备过程非常耗时且成本高昂，很难实现 hiPSC 疗法的普适化和产业化。

通用型临床级人多能干细胞的制备将为干细胞的临床应用免疫排斥和种子细胞短缺问题提供解决方案。HLA 引起移植后的急性排斥反应。来源于不同供体的细胞被称为"超级供体细胞"，作为细胞药物研发的种子细胞，由其制备的功能细胞药物在细胞治疗时能减少免疫排斥。目前世界多国已启动各人种的 HLA 纯合通用型多能干细胞的制备。

建议实施以下策略进行通用型多能干细胞的研发与储备：①筛选已知人群中发生频率较高的 HLA 单倍型纯合子超级供体并制备相应的人诱导多能干细胞；②建立多位点 HLA 配型的多能干细胞库；③通过对多能干细胞 HLA 位点进行定点基因编辑，结合遗传印迹、基因调控等手段获取多 HLA 位点匹配的多能干细胞。

目前通用型多能干细胞的应用处于基础研究阶段，须同时对免疫评估模型和基因编辑技术的安全性等问题攻关研究。

2. 替代性治疗用细胞的研发

1）造血干 / 祖细胞的研发

造血干细胞的来源主要包括骨髓、外周血和脐带血。我国需要造血干细胞移植的患者有上百万，但是临床上获准应用的只有未经过体外扩增的造血干细胞。由于扩增能力有限、免疫重建延迟、病毒感染发生率增加、植入失败率高、批次间差异、致癌隐患、成本高和不可控制性等，目前的体外扩增方法仍然不适合临床应用。因此，开发临床级造血干细胞扩增技术是当前该领域的主要任务。小分子药物体外诱导、构建帮助造血干细胞体外生存的微环境（包括通过增强功能的基质细胞抑或新型三维培养材料等）等方法是实现临床级造血干细胞体外扩增的潜在途径。与此同时，无血清培养体系是亟需解决的一大难题，建立组分明确的临床三维培养体系可能是中长期造血干细胞体外扩增的主要方向。

2）神经元的研发

研发替代性治疗用的神经元是未来治疗神经退行性疾病的希望，细胞替代疗法可以通过补充受损的神经元来达到治疗疾病的目的。

基于目前的研究基础，提高分化/转分化效率，提高所得目标细胞的质量和功能性，建立明确的临床级分化标准方案是该领域的重点攻关方向。

3）肝细胞的研发

肝细胞移植成为治疗肝病的一种新的手段。然而，原代肝细胞存在来源有限、增殖能力缺乏、功能缺乏和免疫排斥等问题。目前可用于原代肝细胞替代的细胞来源主要包括：成体干细胞来源、多能干细胞来源、转分化来源。其中，多能干细胞因其特性成为最有潜力的肝细胞来源。

未来该领域的重点攻关方向主要包括：开发可靠和有效的方法将多能干细胞分化为成熟的并具有完整功能的肝细胞，使用化学成分明确的培养体系以避免使用动物源成分引起的动物病原体污染风险，建立临床级的培养生产体系使其适应未来临床应用的需要，以及大规模生产和储存高质量的肝细胞用于移植。

4）眼科疾病治疗用细胞的研发

在眼科领域，干细胞为眼内功能障碍细胞的修复再生带来了希望，对老年性黄斑变性、视网膜色素变性和角膜病变等疾病具有一定的治疗价值。视网膜色素上皮细胞移植技术已在许多小鼠模型及人体试验中开展。体外诱导人胚胎干细胞分化为视网膜色素上皮细胞，移植到人体内可以整合到视网膜，为治疗视网膜变性疾病提供可能。骨髓间充质干细胞可以在体外诱导分化为视网膜神经样细胞，具有治疗视网膜退行性病变的潜力。人胚胎干细胞和诱导多能干细胞在体外能成功诱导出晶状体前体细胞，这为晶状体再生治疗白内障提供了潜在的治疗途径。角膜缘干细胞功能障碍的干预一直是临床上的一大难题，近年来已有研究将患者自身角膜缘干细胞提取出来，体外诱导培养后移植到患者眼睛受损部位，用于治疗化学烧伤引起的失明。人原代角膜内皮细胞体外培养后，用于治疗角膜病变，成功恢复了患者角膜透明度，为临床治疗角膜内皮病变提供了新的选择。

3. 调节性治疗用细胞的研发

1）免疫增强杀伤类细胞的研发

（1）肿瘤免疫治疗用 T 细胞的研发。

建议针对恶性肿瘤，以临床组织样品为基础，以单细胞水平的基因组、转录组、代谢组、蛋白质组和表观遗传组等组学研究技术为依托，利用高通量、大数据生物信息分析技术手段深入研究并阐述抗肿瘤免疫中 T 细胞的亚群特征和效应机制。基础研究的进一步探索带来免疫学理论和临床治疗技术的新突破。进一步从 T 细胞治疗的靶向性、有效性、通用性、稳定性和安全性等方面进行重点研发，尤其要突破实体瘤治疗的瓶颈，提升临床治疗效率。

　　血液瘤治疗方面，建议重点攻关提高 T 细胞的激活程度、增殖能力和杀伤能力，并延长 T 细胞在患者体内的存活时间，防止肿瘤的复发。实体瘤治疗方面，还要提高 T 细胞的浸润水平以及在肿瘤微环境中的存活能力和对免疫抑制信号的抵抗性，增强抗肿瘤活性。临床应用方面，应筛选新的肿瘤特异性抗原，提高 T 细胞疗法的靶向特异性；同时开发灵敏的方法，有效控制 T 细胞的过度激活，减少脱靶、细胞因子风暴、神经系统毒性和肿瘤溶解综合征等造成的毒副作用。利用患者自体 T 细胞的个性化治疗存在不同批次产品之间质量差异，难以实现大规模的工业化生产和标准化的质量控制。因此，iPSC 分化来源的功能 T 细胞扩大了 T 细胞治疗产品的储备，进一步改良分化体系，提高效率和稳定性，并降低成本，有利于促进个性化治疗的临床应用。在个体特异性治疗的基础上，要大力发展和应用通用 T 细胞治疗产品，借助基因编辑平台，制成没有免疫排斥、特异性杀伤肿瘤细胞的标准化 T 细胞，实现规模化稳定生产，产生卓越的临床疗效，替代高成本"私人定制"的 T 细胞，降低 T 细胞疗法的总体成本，惠及临床患者。

　　（2）肿瘤免疫治疗用 B 细胞的研发。

　　B 细胞是机体免疫应答功能的重要细胞，负责体液免疫。通过产生免疫球蛋白、直接作为抗原呈递细胞或间接影响抗原呈递细胞、产生自身抗体及分泌细胞因子等多种机制参与免疫细胞对抗原的反应。随着癌症发病率的持续上升，抗体药物是继手术、放疗和化疗之后的第四代肿瘤治疗方法之一，目前研发的抗体药物种类繁多，其中以 PD-1/PD-L1 为靶点的抗体是肿瘤免疫治疗团队追逐的热点。随着连接技术的成熟和先导抗体偶联药物的上市，抗体偶联药物也已逐步成为肿瘤治疗的新型有效手段，热门靶点包括 HER2、EGFR、CD19 和 CD20 等。

但抗体治疗仍有巨大的挑战需要解决。一是筛选新的抗原靶点。目前肿瘤抗原靶点的筛选主要是通过高通量测序，筛选肿瘤表面特异表达或者高表达的蛋白。但针对这些靶点筛选的抗体对实体瘤的治疗效果并不理想，肿瘤微环境复杂，在肿瘤微环境中靶细胞会通过各种机制逃逸治疗性抗体或者抗体偶联药物的杀伤。二是降低抗体的免疫原性。鼠源抗体、嵌合抗体、人源化抗体、全人源抗体，抗体的免疫原性逐渐减弱。随着技术的革新，目前全人源抗体的数量逐渐增多，这主要通过噬菌体展示技术和转基因小鼠获得，但这些方式获得的抗体用于临床可能仍具有免疫原性，需要对抗体进行修饰改造降低抗体的免疫原性。三是抗体药物耐药的现象。耐药机制主要有以下两个方面。第一，靶点缺失性耐药；第二，继发耐药，患者最初使用抗体时达到良好的治疗效果，但长时间使用抗体的治疗效果会逐渐降低。

建议未来围绕筛选新的抗原靶点，降低抗体的免疫原性，解决抗体药物耐药的现象等重大科学问题，开展治疗抗体的应用研究，筛选特异性和广谱的治疗抗体用于肿瘤的治疗。

（3）肿瘤免疫治疗用 NK 细胞的研发。

NK 细胞是一类独特的具有抗肿瘤效应的细胞，其拥有不受组织相容性复合体限制的细胞毒性，是先天性和适应性免疫反应系统中的关键角色。未来主要发展方向包括：①NK 细胞在肿瘤微环境中的免疫抑制问题。②增强 NK 细胞的存活与增殖。③CAR-NK 细胞的开发。

针对 NK 细胞在肿瘤微环境中的免疫抑制问题，未来规划以 NK 细胞表面的抑制性受体为目标，增强 NK 细胞在实体瘤内部的存活及杀伤作用。在此基础之上，将多个具有激活 NK 细胞、识别特定抗原、刺激 NK 细胞增殖等功能的抗体分子进行串联形成接合器，使 NK 细胞的存活与增殖能力进一步得到提升。加大力度研究关于 NK 细胞激活与发挥功能的不同状态，设计靶向影响功能状态分子的药物，可推动基于 NK 细胞的抗肿瘤免疫治疗策略的研究。

CAR-NK 细胞具有极大的潜在优势，但由于细胞来源的安全性需要评估，距大量产品走向临床应用还有一段距离。2021 年，国内首例 CAR-NK 细胞药物临床试验申请被批准，用于治疗晚期上皮性卵巢癌。未来规划将主要考虑干细胞或祖细胞来源的产品，综合评估具有理想表型的治疗性 NK 细胞体外分化的底物，选择肿瘤较为特异的靶点蛋白，获得安全性高、功能性强的 CAR-NK 细胞（Daher & Rezvani，2021）。

临床试验的未来规划将以联用 NK 细胞激活抗体、免疫分子接合器、CAR-NK 和其他检查点抑制剂的组合方法为主，旨在调节抑制检查点和增强抗肿瘤能力。目标是找到一种基于 NK 细胞的治疗策略，这种策略是安全的，并且具有广泛临床应用所需的确切疗效。

2）免疫耐受调节类细胞的研发

（1）MSC。

MSC 具有的自我更新能力、多向分化潜能、免疫调节功能、低免疫原性等特点使其成为细胞治疗的理想来源，目前有数百个临床试验在评估 MSC 在多种疾病中的作用。部分临床试验已经显示出有希望的治疗结果。近年来，已有许多研究者就 MSC 功能增强进行研究，以期产生适用于不同临床应用的、具有改进潜力的细胞产品。例如，通过细胞因子、生长因子、药理学化学的药剂、低氧、3D培养等条件的处理来增强MSC的免疫功能，增加抗炎因子和免疫调节因子的分泌、增强体内的存活能力，从而提高其治疗效果，或通过基因编辑增强MSC的治疗效果。

（2）Treg细胞。

Treg细胞是一类具有显著免疫抑制作用的，以表达Foxp3、CD25、CD4为细胞表型特征的T细胞亚群。它能够抑制其他细胞的免疫应答，是自我耐受的主要控制者。目前，我国对于Treg细胞的基础理论研究有一定进展，但仍需在临床研发应用与转化方面加大力度。主要发展方向包括：①利用Treg细胞的免疫抑制功能治疗自身免疫病。②剔除肿瘤患者的Treg细胞以促进抗肿瘤免疫反应。

目前，关于用于治疗自身免疫病的过继Treg细胞的研究取得了一定程度上令人鼓舞的成果，但是仍面临着输注所需细胞数目的巨大挑战，此外，还有非特异性免疫抑制的风险。建议未来规划加强研发抗原特异性Treg细胞，推动TCR-Treg、CAR-Treg相关产品的研发和产业化步伐。针对Treg细胞维持免疫调节基因的表达以及抑制功能的研究，建立严格的质量把控程序，监测Treg细胞数目与功能指标，通过过继疗法来恢复自身免疫疾病患者体内Treg细胞数量和功能。

抗肿瘤免疫反应领域，建议未来规划以研发特异性蛋白分子靶向药物为目标，达到剔除肿瘤中Treg细胞的目的。设计针对Treg细胞表面抗原的单抗药物，引发Treg细胞被巨噬细胞吞噬或抑制功能减弱。开发与Treg细胞生存相关信号通路的阻断抑制剂，减少Treg细胞数量。加大力度研究Treg细胞的分化和影响肿瘤免疫的机制，聚焦辅助性T细胞与Treg细胞的相互转化关系和分子机制，抑制Treg细胞的转化和在肿瘤局部的富集。加快临床转化平台的建设，加快我国 Treg 细胞的临床应用。

（二）建立原创性创新型干细胞治疗新技术、新方法

1. 干细胞生物反应器

干细胞在再生生物医学、药物筛选、药物毒理验证中的应用十分广泛，干细胞生物反应器为高通量干细胞培养和大批量获取可用于研究和临床治疗的细胞代谢物提供了有效办法。

现阶段干细胞生物反应器种类繁多、各有优缺，但其产物大多不能直接用于临床治疗。为解决此问题，新一代干细胞生物反应器应面向全自动、普适性强、质量高、易操作等特点进行重点研发。全自动，可减少操作人员带来的批间差异，同时可以提高生产效率。此项目包括但不限于自动培养、实时监测、自动收获、自动报告生成、自动运输。普适性强，即集成多种培养模式，实现一台干细胞生物反应器培养多种类型细胞，如可同时用于 2D 和3D 培养。质量高，需主要针对临床治疗安全性及有效性、产品质量均一性和不同受治疗人群的特殊性进行研发设计。为达到此种效果，需要尽可能将反应器中的环境模拟出体内微环境状态并且对产物和中间过程做出科学评估。

此外，下一代干细胞生物反应器的研发和应用需要将高通量筛选平台、人工智能、计算机模拟、基础生化细胞研究、企业生产、医院临床治疗有机结合。

2. 移植治疗免疫耐受新策略的建立

免疫排斥是移植治疗过程中最大的障碍，也是亟待解决的难题。能否成功诱导机体对外来移植物的免疫耐受是解决该难题的关键。然而，目前以免疫抑制剂为主的被动治疗伴随着严重的

副作用，破坏了整体的免疫调控功能，大大增加了感染和肿瘤的风险。

目前科学家已经在多个方面进行了移植免疫耐受的有益尝试，虽然尚未完全克服移植排斥的困难，但为未来解决这一难题提供了新的思路和策略。这些策略主要包括：①利用 HSCT 或大规模免疫细胞耗竭的方式来重置免疫系统，使得免疫系统在恢复和重建过程中产生对外来抗原的耐受性。②利用抗 CD3、CD28 等单克隆抗体靶向自身杀伤性 T 细胞，防止其激活或诱导其耗竭。③通过移植免疫耐受性细胞来诱导免疫系统不反应或低反应，如 MSC、Treg 细胞，乃至靶向特异性抗原的 CAR-Treg 等。

上述尝试从多个维度探索建立免疫耐受的方式，同时加深了我们对于免疫耐受机制的理解。在此基础上，通过有效整合不同耐受诱导途径，有望建立全新的行之有效的免疫耐受新策略。

现今的免疫耐受诱导仍然处于全身性免疫抑制阶段，因而打破了机体本身免疫系统的平衡，难以兼顾局部移植免疫耐受与机体正常的免疫需求。因此，如何诱导局部乃至精准部位的免疫耐受是未来需要重点解决的问题。例如，设计针对特异性抗原的 CAR-Treg，或者基因改造获得具有趋化到移植部位能力的免疫抑制细胞，以及发展新的用于组织定位、递送、直接原位操作的可靠手段，来精确诱导移植部位的耐受。

此外，利用干细胞分化能力及自我更新能力强的特点，将其诱导分化为临床级耐受性免疫细胞，如 Treg 细胞、tolDC 等，将更有利于这些细胞制剂的工程化生产及稳定利用。干细胞便于基因修饰和改造，可针对性提高这些细胞的耐受能力、存活能力、增殖能力等。此外，也可针对组织相容性抗原及相关途径进行改造，最大程度降低机体对这些细胞制剂的排斥，达到长久发挥作用的效果。

因此，通过干细胞诱导或直接改造获得工程化的增强型耐受细胞，并配合合适的免疫细胞递送途径，以及免疫抑制性因子的联合治疗，将有助于精确诱导移植部位的免疫耐受，在不干扰机体免疫平衡的同时探索出有效的治疗策略。

3. 建立增强细胞功能的基因编辑策略

目前，干细胞技术在疾病治疗方面仍存在许多瓶颈，主要包括干细胞移植后是否能分化出效应细胞、所分化出的效应细胞是否具有功能性及治疗作用、干细胞移植的安全性与可靠性等。CRISPR、TALEN 及 ZFN 等多种基因编辑技术的出现为这些问题的解决提供了新的思路。在基因编辑的辅助下，希望能生产出功能更强大的干细胞，使该细胞移植物在体内驻留时间延长，同时具有更强的自我更新能力、分化潜能及耐受能力，从而达到更好的治疗效果。

近几年，国内外许多科学家利用不同的基因编辑技术，在增强细胞功能方面实现了重大突破。在多种基因编辑技术中，CRISPR/Cas9 技术精准靶向编辑基因的特点使其脱颖而出，但其脱靶效应与不稳定性阻挡了其临床应用，未来可针对该技术研究出更为稳定的编辑系统，例如可找寻切割更稳定、效率更高的核酸酶，也可研发出更为精准的基因导向系统。多种基因编辑技术的出现，推动了干细胞技术应用于临床治疗的发展，但其广谱性的实现仍有很长的路要走。未来应着重于生产出具有更强功能的工程干细胞，可适用于不同人群，同时可实现多种疾病的治疗，例如，可研发生产出较为稳定且可分化出不同谱系神经元的神经干细胞制剂，进行临床移植治疗，从而实现多种神经系统疾病的治疗。

因此，在完善基因编辑技术的基础上，结合干细胞自身的特征，可利用基因编辑技术实现干细胞功能的完善与增强，制定出更为可行的疾病治疗方案，从而推动干细胞技术在临床治疗上的应用与发展。

（三）临床级细胞制剂的规模化生产与质量控制

1. 临床级细胞制剂的规模化生产

细胞治疗是干细胞再生生物医学临床转化的核心内容，其中治疗用细胞的质量是决定成败的关键因素。然而目前临床应用中针对特定适应证的细胞资源相对匮乏，而不同来源、不同批次间功能细胞的质量差异会影响最终的治疗结果，在很大程度上限制了干细胞再生生物医学的临床转化。因此，如何规模化制备针对特定适应证治疗用细胞制品并实现其制备过程的标准化是本领域内亟待解决的关键技术问题。

（1）细胞规模化扩增技术。以治疗性细胞，如人胚胎干细胞衍生的功能细胞、肿瘤细胞、CAR-T 细胞、PSC 和 MSC 为对象，优化规模化细胞培养技术，形成相应的制备标准和规范。具体包括：种子细胞制备、培养体系优化、规模化细胞扩增、细胞制备标准与规范。

（2）细胞扩增设备和系统开发。以治疗性细胞规模化培养为对象，开发微载体制备工艺，筛选适用于细胞悬浮培养和分化的微载体和微环境；开发相应的反应器和控制软硬件，并形成相应的制造标准和规范。具体包括：生物反应器设计与控制软件、过程控制与数据可视化软件开发、过程传感和过程分析技术、制造标准与规范。以研制细胞治疗用生物反应器为目标，基于质量源于设计的原理和过程分析技术的核心，开发自主知识产权的培养技术（种子细胞制备、培养液、载体、培养模式等）、过程传感技术（二维荧光在线传感、高通量荧光细胞分析、中红外在线传感、拉曼在线传感、在线微低通气过程质谱分析、高通量荧光细胞分析、在线高分辨率显微图像分析、低场核磁波谱分析等），研制肿瘤细胞及多能干细胞 3D 培养、CAR-T 细胞的自动化培养、MSC 的规模化贴壁培养等生物反应器，实现细胞培养过程中对关键指标的检测和性能评估、微环境控制和过程生理状态监测，形成治疗性细胞规模化制备的全链条系统集成和应用示范，并制定相关标准。

（3）规模化细胞制剂。针对不同疾病的治疗性细胞类型多样、作用途径复杂、应用方式特殊，世界上尚无可借鉴的细胞制品标准和规范。建立高通量筛选系统，研究开发不同治疗性细胞类型所需的不同细胞制剂配方，确定制剂成分、安全性。研发干细胞制剂配方组分作为干细胞终产品成分，需满足如下两个条件：①可稳定保存，便于运输；②在解冻、稀释等简单操作后能直接用于人体静脉注射或局部注射。细胞制剂配方组分可选用已有临床可用成分，如：已经批准用于临床应用的各类电解质溶液、已经批准用于临床应用的各类营养因子、已被《药典》收录的药用级辅料等。进一步研究冻存技术，优化冻存方案，开发临床可用冷冻介质组成，有效改善细胞存储和运输。利用高通量筛选系统将不同组分按一定比例混合获得细胞制剂配方。依据细胞不同的用途和目的，开发注射液、喷雾剂、凝胶剂等多种制剂。对其安全性、有效性和质量可控性等进行系统评价和验证。

（4）规模化活细胞富集、灌装技术。由于治疗性细胞制剂的复杂性，需要开发与规模化生产相匹配的生产技术和先进工艺，建立质量检验标准体系，获取高质量、来源清晰、质量可控的干细胞制剂。采用离心、沉降、生物膜过滤、免疫磁珠吸附等手段富集细胞产品，利用细胞理化特性，通过智能分析控制均匀流体分布进行全自动干细胞灌装。目前细胞富集技术主要有离心法、声波法、过滤法、吸附法。通过对仪器设备的要求、操作的便利程度、富集后细胞的质量高低等，筛选和优化规模化细胞富集技术。目前尚未有普遍应用的细胞灌装相关技术，应重点开发百支级的细胞灌装技术。研发规模化灌装技术主要包括如下控制模块：细胞灌装无菌环境控制模块、细胞质量监测模块、细胞均相分布控制模块、细胞自动灌注模块。通过人工智能将以上模块有机整合，形成干细胞智能化、自动化灌装体系，并达到药品生产质量管理规范（GMP）要求。

2. 临床级细胞制备的质量控制

近年来，随着再生生物医学和干细胞领域的迅猛发展，基于细胞的替代疗法成为多种疾病，如神经系统疾病、视网膜退行性疾病等的一种非常有前景的方法。但由于细胞治疗的细胞制备技术和治疗方案存在多样性、复杂性和特殊性，因此，需要规范临床级细胞质量，确保临床级细胞产品的安全性和有效性。

目前，为促进干细胞研究临床应用转化，ISSCR等积极召集领域专家研讨，形成了干细胞研究临床转化的全球共识以及指导原则。我国也颁布了《干细胞制剂质量控制及临床前研究指导原则（试行）》《免疫细胞治疗产品临床试验技术指导原则（试行）》《人源性干细胞产品药学研究与评价技术指导原则（征求意见稿）》等指导文件，对细胞质量控制原则、供体选择伦理要求、细胞库操作、细胞安全评估和原材料选择等临床级细胞的制备过程进行指导和规范，这有助于促进干细胞研究向疗法的转化，并确保最终细胞产品的质量和安全。

临床级细胞质量控制涉及临床级细胞的采集、生产、检验、储存、运输以及应用等各个环节。

1）临床级细胞早期开发原则

临床级细胞早期开发原则主要包括四点。第一，细胞获取的知情同意、捐赠者隐私保护和伦理原则，应遵守国际公认的原则并且符合当地的政策和法规。第二，供体细胞作为起始材料，其来源的选择以及质量控制应符合临床试验细胞生产的监管要求，例如应对各种潜在的人类传染性病原体和遗传信息等进行仔细的风险评估和筛查。第三，合适的细胞类型，每种细胞表型都具有不同的特性并在体内执行特定功能，移植细胞的体内疗效在很大程度上取决于其内在特性。第四，不同阶段的细胞在移植后具有不同的特性，因此仍需要进一步研究以确定最佳细胞表型。

2）临床级细胞质量控制原则

（1）质量管理体系。

构建良好的质量管理体系（quality management system，QMS）对建立临床级细胞至关重要。QMS应包括使用的所有标准操作程序和与制造过程相关的更高级别的质量文件，其中可能包括但不限于供体样本收集、原材料选择、设施验证/资格、生物加工方法、质量控制、储存、产品放行、装运和员工培训程序等。QMS还应确保从原始材料到最终产品使用的所有材料和程序的可追溯性。

临床细胞生产全过程必须符合GMP的要求并严格执行，并特别关注人员、环境、设备等的规定。生产工艺过程应全程无菌操作，并进行严格的工艺验证，建立关键控制点，配备全过程控制体系，避免外源性污染或交叉污染。为避免批次间的混淆，临床细胞生产应建立严格的隔离系统，保证批间隔离、生产后清场和操作规范等。GMP是一个质量保证体系，需要材料的可追溯性和标准操作程序的验证。

（2）临床级细胞建库原则。

制备临床细胞产品，首先需确保供体的适用性，保证细胞生产的早期库存，并选择科学的质量控制（quality control，QC）和安全检测线以满足GMP标准。这将包括根据ISO13485等适用标准对试剂和材料（例如，"无异种"和化学成分确定的培养基、培养基补充剂、细胞分离试剂、组织培养器皿）进行选择和鉴定。为了减少生产过程中不同批次细胞的变异性，建议以多级细胞库系统作为生产培养物供应的起点，包括质量控制的主细胞库和工作细胞库。

（3）原始细胞材料的质量控制。

作为起始材料，细胞的质量对于确保最终产品的质量和重现性非常重要。为确保细胞系在长期扩增条件下保持有效且稳定分化为靶细胞，必须对细胞库材料实施适当的QC检测，包括细胞形态、活力、DNA指纹、核型、不育、支原体、病毒、适当的标记表达和三个胚层形成能力。值得注意的是，干细胞的批次间变化可能是过程变化的主要来源。因此，需要开发大量同批次的干细胞。

（4）临床级细胞制备过程质量控制。

在整个生产过程中必须严格控制产品的质量。QMS应在关键步骤指明特定的QC测试，包括细胞标志物和微生物测试，因为这些是保证细胞生产质量的关键要素。这些可以确保在较长的准备期间提供具有特定传代水平的可重复细胞制剂。

（5）临床级细胞纯度控制。

基于干细胞的替代疗法的一个主要挑战是精确获得所需的具有高同质性的细胞类型。由于剩余的未分化细胞或未靶向细胞存在固有的安全风险，因此在移植前需要清楚最终细胞产品的完整组成并消除已知的残留干细胞。

（6）细胞配方和保存管理。

由于细胞是"活的药物"，新陈代谢、分泌和死亡等生物过程一直在发生，细胞会对环境的变化做出反应。因此，建立有效的细胞保存制度以保留细胞制备特性非常重要。一般来说，有两种主要类型的制剂：新鲜的非冷冻细胞和冷冻保存的细胞。新鲜细胞制剂很好地保留了细胞活力和特性，但这通常是短暂的，因此，新鲜的活细胞不适合长期储存和完整的 QC 测试。相比之下，冷冻保存的细胞保质期长，这使得在给药前进行完整的 QC 和安全放行测试成为可能。然而，冷冻和解冻过程可能会导致细胞损伤、细胞选择和功能恢复延迟。但是无论使用何种配方，细胞产品在储存（液氮冷冻保存和细胞植入前的临时储存）和运输过程中的稳定性都应按照国际人用药品注册技术协调会指导原则中的描述进行研究。

（7）细胞产品放行测试。

细胞产品的关键质量属性是其在体内的安全性和有效性的先决条件。评价体系的建立需要进行一系列体外试验，包括生物污染（微生物和内毒素），细胞活力、数量、形态、分化能力，生物标志物等方面的试验。还应根据对多个生产批次的数据的审查来制定放行测试。此外，培养过程中遗传变异的出现是细胞安全风险的一个主要方面。可以采用全基因组测序等基因组完整性分析，选择在癌症相关基因中未检测到大的异常或非同义突变的细胞可能会有所帮助。但是，这样的检测方法只能提供一般的癌症风险评估，而不是体内安全性的证明。

（四）干细胞治疗标准化建设

安全性、有效性、稳定性是干细胞治疗的三大关键要素，然而不同于传统的化学分子药物，细胞制剂是一类"活的产品"，其本身具有非常复杂的生物学特性，这些特性很容易因不同的培养条件和操作方法而改变。同时，细胞群体中存在的异质性等因素也是影响干细胞治疗的主要因素。针对上述问题，干细胞治疗亟待建立标准规范体系，为控制细胞制剂的批次间差异、保证细胞制剂产品质量提供支撑和依据。生命科学是一个快速发展、不断革新的领域，为了维持干细胞治疗标准和技术发展之间的平衡，需要及时依据技术革新与领域普适性的具体情况对细胞制剂相关的技术和管理标准进行更新。另外，成熟的标准体系往往建立在成熟的领域实践的基础之上，然而目前干细胞治疗大部分处于临床试验阶段，对细胞制剂产品的应用和管理还需要长时间的探索。针对这一领域难点，一方面应积极根据目前的最佳实践和领域共识从细胞资源科研应用到临床应用逐步建立标准体系，另一方面要及时收集并规范化现有的临床试验数据，为临床级细胞制剂的标准建立提供数据基础。综上，对未来干细胞标准化的建立提出以下建议。

1. 培养细胞制剂相关标准人才，建立专业标准工作组织机构

建议根据细胞制剂产业发展及细胞制剂相关国际化战略的需求，吸收科研、临床、企业、伦理、标准等领域的专家和代表，筹建细胞制剂标准的专业机构，面向全行业的需求征求标准研制的候选项目，为长期的标准化工作做规划和部署，推进标准体系

建设，在现有的最佳实践和领域基础之上，对细胞资源—研究开发—临床应用分批分阶段制定细胞制剂标准。

2. 研究建立细胞制剂的标准体系

以维护细胞制剂及其应用的安全性、有效性和稳定性为核心目标建立细胞制剂的标准体系。标准体系中应包含过程管理类标准、产品质量类标准、检验方法类标准以及细胞制剂应用数据共享类标准等4个模块。

1）过程管理类标准

细胞制剂产品在用于临床试验之前，应经过严格的制备和评估过程。制备过程通常从获得捐赠者的捐赠意向开始，包括知情同意和伦理审查、生物源材料的收集，细胞系的建立、扩增、表征、质量控制和最终的细胞制备。临床前评估可能包括适应证筛选、动物疾病模型、体内动力学以及安全性和可行性评估。

建议制定上述过程管理的要求标准和指导原则，可包括但不限于供体筛选和知情同意、伦理审查、生物原料采集和接收、生产辅料、细胞制剂生产制备、质量控制、信息管理、溯源、储存、运输，以及相关环境、设施、人员的管理要求。

2）产品质量类标准

建议建立细胞制剂质量标准，以规定对影响临床治疗安全性、有效性和稳定性的产品关键质量属性要求。这些关键的质量属性可能包括但不限于细胞活力、纯度、基因组稳定性、无菌性、特定基因的表达、体外和体内的功能评估以及没有传染性病原体和致瘤性。此类标准的核心是应根据最新进展和最佳实践确立区分质量合格与不合格的放行和验收指标值。

3）检验方法类标准

建议开发针对细胞制剂质量属性的分析方法标准以实施产品

质量标准。应基于细胞制剂安全性、稳定性、有效性以及质量控制关键环节，结合干细胞基础研究相关进展与成果，明确细胞功能与安全性方面的关键判定指标，针对细胞样品研究基因组稳定性、致瘤性/促瘤性、细菌/真菌/病毒/支原体/内毒素污染，细胞类别、纯度、活性、功能鉴定等检测分析方法，根据各种待检指标的检测靶标范围、时间周期、精确度、灵敏度等要求，建立对应检测方法，包括样品前处理、检测步骤、相关试剂/仪器/设备参数、分析过程以及结果报告等的详细要求。

4）细胞制剂应用数据共享类标准

成熟的标准需要成熟领域实践的支撑，然而现阶段细胞制剂类产品大多处于研发阶段，干细胞治疗也大多处于临床试验阶段，为冲破这一领域瓶颈，建议研究制定细胞制剂研发与应用数据共享类标准，提高数据共享效率，帮助科学家、临床医生、生产企业、监管部门高效并及时总结分析相应细胞制剂临床应用的结果，归纳细胞制剂各项关键属性的指标与临床应用结果之间的关系，建立细胞制剂临床应用数据库，推动临床级细胞制剂相关标准的研制、完善和更新。

3. 推动细胞制剂标准的国际化

干细胞作为生物技术领域的战略新兴产业，国际竞争激烈。干细胞标准工作坚持走国际化道路，为未来干细胞产业的国际竞争力奠定基础。目前细胞制剂的国际标准尚处于起步阶段。ISO 国际标准涵盖了各个技术和制造领域，然而细胞生物技术相关标准十分有限。目前包括中国、美国、日本在内的很多科学家及相关从业者正在积极参与和推动细胞制剂相关国际标准的研制，同时我国也亟需通过国际合作共同推动国际干细胞产业标准体系的建立，抢占干细胞优势技术标准领域的制高点，以提升我国在国际领域的主动权与竞争力。国际标准是各个国家利益相关方协商一致的产物，其形成过程是一个发扬民主集体决策的过程，反映共同利益，体现共同意愿，是各个国家在本领域的综合能力的较力，是国际形象地位的重要体现。因此，建议吸收和培养集国家利益、国际视角、语言沟通、干细胞专业知识、标准专业知识等为一体的系统性综合人才，建立细胞制剂国际标准专业队伍，以国际合作为主要方式，联合国际相关领域的专家，共同研究制定细胞制剂国际标准推进计划，为长期的细胞制剂国际标准工作发展做部署，积极主导或参加细胞制剂国际标准的制定，同时通过优秀标准的国际—国内双向转化和采用来推动我国细胞制剂标准的发展和我国国际主导地位的建立。

三、发展前景与预期目标

我国"十四五"规划及中长期科技发展规划中指出，制定科技强国行动纲要，健全社会主义市场经济条件下新型举国体制，打好关键核心技术攻坚战，提高创新链整体效能；整合优化科技资源配置，加强原创性引领性科技攻关，持之以恒加强基础研究，建设重大科技创新平台。其中再生医学被列为科技前沿领域。在未来的 5～15 年，通过开展多种新型多能干细胞及其衍生细胞的研制，建立原创性创新型干细胞治疗新技术、新方法；促进科研院所与生物企业的深度合作，实现产学研一体化，提高科研成果的转化效率，推进临床级细胞制剂的产业化进程，建立干细胞制剂及其衍生产品的规模化制备和治疗标准；加快和完善干细胞治疗的标准化建设，力争能够实现以下目标。

（一）新型多能干细胞及其衍生细胞的研制

1. 2025 年发展目标

（1）筛选已知人群中发生频率较高的 HLA 单倍型纯合子超级供体，建立多能干细胞系，建立可覆盖中国人群的高频位点纯合的多能干细胞库。

（2）在已有多能干细胞资源的基础上，利用基因编辑的方法构建出不受配型限制的通用型多能干细胞。

（3）体外制备功能接近体内的具有完整功能、低免疫原性、高批次稳定性的临床可用的血液、神经、肝脏、眼部、心肌等类型的临床级功能细胞。

（4）进一步改良功能 T 细胞的分化体系，提高效率和稳定性，并降低成本；提高 T 细胞的激活程度、增殖能力和杀伤能力，并延长 T 细胞在患者体内的存活时间，防止肿瘤的复发。

（5）利用现有的抗体筛选平台，筛选出免疫原性低、特异性的治疗抗体，利用高通量、单细胞测序等技术筛选出广谱性的肿瘤靶点。

2. 2035 年发展目标

（1）构建临床级货架式多能干细胞，即在多能干细胞水平导入基因编辑元件，使其可快速导入特定 HLA 位点，从而可定制任意位点配型的通用型多能干细胞，实现货架式定制。

（2）建立临床级的通用型供体多能干细胞库，作为种子细胞为临床应用提供多种功能细胞类型，并且在临床应用中不受配型限制。

（3）通过基因编辑、联合生物材料等方式，获得可体内长时间存活并有功能的临床级细胞。

（4）明晰体外产生功能细胞的信号通路，对细胞命运进行精确调控。

（5）筛选获得新的肿瘤特异性抗原，开发灵敏的方法控制治疗用免疫细胞的过度激活，减少由于脱靶、细胞因子风暴、神经系统毒性和肿瘤溶解综合征等造成的毒副作用。

（6）加强细胞制剂的临床试验，获得临床许可的细胞治疗药物。

（二）建立原创性创新型干细胞治疗新技术、新方法

1. 2025 年发展目标

（1）开展干细胞生物反应器前期准备工作：自动化程序开发、远程操作及监控程序开发、云端数据存储和处理程序开发、反应器工程设计、细胞状态和产品质量评估研发、生产厂房设计和建造、志愿者招募等

（2）利用干细胞稳定分化出临床级免疫耐受细胞，探索出获取增强型耐受细胞的策略。

（3）建立更加稳定与精准的基因编辑系统，筛选可增强细胞功能的广谱基因。

2. 2035 年发展目标

（1）制造干细胞生物反应器并初步投入使用，对各过程数据进行整合分析，随后规模化生产。可在上述目标实现基础上将大而全的产业化设备精简为小而专的社区甚至家庭式反应器。

（2）整合临床级耐受细胞与不同递送策略及免疫调控分子之间的优化组合，探索出可工程化生产的用于临床治疗的最优方案。

（3）研发并生产出功能更强更完善的工程干细胞制剂，用于临床疾病的广谱治疗。

（三）临床级细胞制剂的规模化生产与质量控制

1. 2025 年发展目标

（1）研制不同特性的治疗性细胞规模化扩增体系，开发微载体制备工艺，筛选适用于特定细胞悬浮培养和分化的微载体和微环境，研制适用于各种治疗的细胞培养扩增、分化和功能组织研究型与规模制备型的生物反应器，集成在线过程分析技术，编写过程控制和分析软件。

（2）建设符合 GMP 要求的治疗性细胞制剂配方筛选平台，规模化活细胞富集、灌装系统以及细胞制品规模化生产配套装备。

2. 2035 年发展目标

（1）加强科研院所与企业之间的合作交流，针对不同治疗性细胞定制配套规模化生产方案，优化细胞悬浮培养技术，实现细胞规模扩增、分化、组装，按需自动化配液、灌装、冻存，生产全过程智能监控、质量检测，建立符合动态药品生产管理规范要求的细胞规模制备的过程控制技术，形成支撑组织修复与器官重建的细胞资源平台，提高干细胞及其衍生品科研成果的转化效率。

（2）形成从临床级细胞的收集、制备、储存、运输到应用，涵盖基因组学、转录组学、蛋白质组学的全方面质量控制。

（四）干细胞治疗标准化建设

1. 2025 年发展目标

（1）整合优势资源，培养和壮大现有干细胞标准化研究队伍，储备优秀的人才梯队，筹建细胞制剂标准的专业机构。

（2）根据最佳实践和领域共识建立并完善科研用细胞资源的过程管理类标准、质量类标准、检验方法类标准等的团体标准、国家标准、国际标准。

（3）建立细胞制剂临床研究与应用数据的共享及互操作标准，涵盖数据实体、数据描述信息、数据辅助工具等内容的管理技术要求，支撑已有临床数据的共享研究，为制定临床级细胞制剂提供数据支撑。

（4）依托国际标准组织，召集干细胞领域专家和标准专家，规划干细胞国际标准框架，共同推动标准化工作实施，促进国际标准交流。

2. 2035 年发展目标

（1）建立制度完善、体系成熟、高影响力的细胞制剂标准的专业机构，协助政府部门，面向全行业的需求征求标准研制的候选项目，推动细胞制剂国家标准的形成，并根据技术进步和革新对已有标准进行及时的更新和修订，推广标准应用，扩大影响力。

（2）建立成熟完善的细胞制剂临床应用数据的共享系统与相关管理技术标准，储备高质量、可操作的临床研究数据资源，支撑临床级相关标准的更新与完善。

（3）建立完善的临床级干细胞及其衍生物制剂的标准体系，涵盖临床级细胞制剂的研发、制备、管理、质量控制、放行、运输、应用，以及相关的操作人员、生产环境、设施、原料、辅料、数据共享等全链条、全方位的管理和技术要求，为细胞治疗的规范化管理提供依据和支撑。

（4）与国际同行共同建立临床级细胞制品标准，在吸收国际优秀临床级细胞制剂标准研制思路的同时，将我国细胞制剂相关标准进行国际推广，争取我国在未来市场的主动权，提高干细胞领域国际地位。

第五章

我国再生生物医学领域发展的
政策建议

　　本章从我国再生生物医学领域的经费投入和资助体系、平台体系、人才队伍、监管和治理体系以及国际合作五个方面提出了针对性的政策建议。为应对我国再生生物医学领域经费投入结构性等问题，在逐步加大该领域科研经费资助的基础上，进一步优化资助结构、完善资助方式、健全资助体制，实现经费投入科学化、资助模式多元化。另外，为保障我国再生生物医学领域创新能力现代化，要持续加强我国再生生物医学领域科技创新与产业发展平台体系建设，统筹布局创新基地与平台，大力培育创新主体与人才团队，综合规划生物战略资源保护与利用，积极参与制定再生生物医学国际标准与规范。与此同时，适时制定适合该领域的法律规章及标准规则，建立健全科学管理与监督体系，全面提升国家生物技术创新与治理能力，确保再生生物医学领域的发展水平能够有效支撑健康中国、创新型国家建设。

第一节　经费投入和资助体系

近年来，我国在干细胞与再生生物医学领域的科研经费投入不断增加，资助体系也愈加完善，但仍存有一些结构性问题，比如科研经费投入与资助规模和发达国家仍有差距、投入与资助结构不够合理、方式尚有欠缺、机制不够健全等，为此应从加大投入与资助规模、优化投入与资助结构、完善投入与资助方式、健全投入与资助体制四个方面入手加以改进完善。

一、加大领域内科研经费投入与资助规模

再生生物医学领域科技创新投入，在一定程度上关系国力、经济以及人民健康水平的提高。近年来，我国科研经费投入规模稳步上升。据《2020 年全国科技经费投入统计公报》数据显示，我国研究与试验发展经费投入连续 5 年呈两位数增长，已接近经济合作与发展组织成员的平均水平。但在再生生物医学领域，相比于美国、日本、德国的投入水平，我国研发经费投入规模和强度仍有待进一步提高。因此，应通过各种有效措施，持续加大领域内科研经费投入与资助力度，力争达到欧美发达国家水平。

二、优化领域内科研经费投入与资助结构

《2020 年全国科技经费投入统计公报》显示，我国基础研究经费占比连续两年保持 6%，但与发达国家基础研究投入占比 13%～25% 的水平相比，差距仍很明显。加大基础研究力度是保持创新发展的动力源泉，也是提高我国综合竞争实力的重要因素之一，我国应继续优化科研经费投入结构，提升基础研究经费占比。针对再生生物医学领域，首先要优化政府资金投放，向基础性研究领域倾斜，向关系经济社会发展的重大需求领域集中；改进经费预算管理和拨付方式，以适应新兴产业发展的支持需求。其次，营造良好创新环境，强化企业创新主体地位，鼓励企业进一步加大对原始创新和自主攻关投入，打造上、中、下游产业链条与产业联盟。再次，优化科研经费投入的地区结构，加大中西部落后地区科研经费投入。最后，健全社会多元化投入机制，鼓励拓宽风险投资、社会捐赠、基金信托等资金来源渠道，并形成持续稳定资金投入机制。

三、完善领域内科研经费投入与资助方式

当前，我国再生生物医学领域科研经费投入与资助方式较为单一，更为注重科研经费的直接投入，对于科研经费投入方式的综合运用不足。因此，要进一步完善科研经费投入机制，注重直接投入与间接投入的配合，加强投入与知识产权、人才培养、政府采购等衔接。此外，为解决目前科研经费投入存在重复性等问题，应改革现行的多头投入机制，特别要注重社会资本的引入，建立信息披露制度，保证信息公开透明。

四、健全领域内科研经费投入与资助机制

当前，我国再生生物医学领域科研经费投入与资助体制机制依然存在诸多问题，比如政府与市场分工不明确、监管体系不健全、考核评价体系不完善等。因此，我国应首先明确政府与市场的合理分工，清晰界定政府与企业在科研经费投入与资助上的责任与边界。其次，应进一步完善领域内监管体系，构建科研经费投入与资助的内外部监督组织与机构，鼓励社会公众与媒体监督，加强事前、事中、事后的全过程监管。再次，应健全科研经费投入与资助绩效评价体系，明确绩效考核方法，确定绩效考核指标，制定绩效评价工作流程，拓宽绩效评价主体等。最后，应完善科技税收优惠政策体系，建立支持中小企业技术创新的税收优惠制度，降低中小企业科技投入风险，提高其研发回报率等。

第二节　平台体系建设

把握再生生物医学发展前沿和产业变革趋势，聚焦国家重大战略需求，统筹布局再生生物医学创新基地与平台，大力培育再生生物医学创新主体与人才，全面统筹生物战略资源保护与利用，快速提升生命科学仪器与试剂研发水平，积极参与制定再生生物医学国际标准与规范，全面提升再生生物医学创新能力，保障和促进我国再生生物医学创新和生物产业发展。

一、加强对再生生物医学发展的统筹布局与管理

成立国家再生生物医学领导小组，加强对全国再生生物医学发展的统一领导和顶层设计，统筹创新要素，促进军民融合，提升创新体系的整体效能，协调推进原始创新与产业发展。成立国家再生生物医学战略咨询委员会，开展再生生物医学前瞻性、战略性重大问题研究，为国家再生生物医学发展提供决策支撑。建立专门的再生生物医学管理机构，专业化推动再生生物医学的整体发展。

打造国家再生生物医学创新高地，分层次布局再生生物医学战略创新基地。以打造国家"战略力量"为目标，在再生生物医学领域组建国家级重点实验室，体现国家意志、担负国家使命、代表国家水平；以形成世界一流水平创新机构为目标，完善再生生物医学领域国家重点实验室研发和管理体系；以推动临床和产业转化为目标，新建或重组由临床医学研究中心、工程研究中心、技术创新中心等为主体的技术创新与成果转化基地。依托创新基地，培育再生生物医学优势学科集群，建设一批世界一流再生生物医学学科。增强创新基地在基础前沿和关键共性技术研发中的骨干引领作用，在若干优势领域形成一批世界级科学研究中心。

二、前瞻谋划与布局再生生物医学领域重大项目

改革完善科技项目管理体制机制，培育源头创新。聚焦生物领域重大基础问题、前沿基础技术和关键核心技术，部署再生生物医学重大项目，加大对再生生物医学原创理论研究、交叉学科

研究及自由探索研究的支持力度，支持非共识项目。设立生命科学仪器和试剂等专项，加强再生生物医学基础条件支撑平台体系、创新平台体系、战略资源保障平台体系等建设。

三、建设再生生物医学战略资源支撑与保障平台

我国应加强建设一批布局合理、定位清晰、开放共享的再生生物医学战略资源支撑保障平台：①建设国家生物医学信息中心，推动生物数据、医学数据和人类遗传资源库的有效整合，促进数据驱动的再生生物医学创新和应用突破；②建设生物种质资源库、微生物菌种保藏库、生物标本库等分类保藏和共享平台；③建立再生生物医学标准化研究和评价平台；④加强实验动物、模式生物等再生生物医学科学研究基础设施建设；⑤完善支撑保障平台运行和共享服务体系。

四、强化再生生物医学企业的技术创新主体地位

国家需要培育再生生物医学产业创新责任主体，强化企业技术创新主体地位。完善再生生物医学创新的配套体系，建设一批再生生物医学工程中心、技术转移中心、科技金融机构，打造高效的生物产业服务支撑体系，引导创新资源和创新要素向再生生物医学企业集聚，加速再生生物医学成果转化。大力培育一批核心技术和创新能力突出的再生生物医学初创企业，打造创新创造的生力军，加速形成一批具有国际竞争力的再生生物医学龙头企业。

第三节　人才队伍建设

为更好推进我国再生生物医学领域科学研究，一是要加强交叉学科人才培养和应用，提高该领域综合科研实力，优化人才梯队结构；二是要重视科研人员创新能力的培养，通过多元化方式培养与造就高水平人才团队；三是要持续强化科研人员科普宣传意识，增强生命伦理观念，开拓国际化视野，为我国再生生物医学的发展营造良好社会环境；四是要构建适应我国再生生物医学创新和产业发展的人才培养机制和制度体系，优化人才培养计划，鼓励技术原始创新，全面支撑我国再生生物医学产业健康快速发展。

一、加强再生生物医学交叉学科人才培养

实施再生生物医学高端人才倍增计划、生物科技企业家培育计划；设立生物领域青年科学家专项基金，加强跨学科交叉人才培养，造就一大批具有国际水平的科技领军人才、创新创业型人才、青年拔尖人才和跨学科交叉人才，形成一批高水平创新团队。设立再生生物医学国家一级学会，推动领域发展与人才培养。建设若干具有较大国际影响力的高端智库，聚焦再生生物医学发展重大问题，开展战略研究。建立完善海外再生生物医学人才引进机制，以"高精尖缺"为导向，积极引进海外高层次人才。建立更加科学的人才使用机制，完善以创新能力、创造质量、成果贡

献为导向的再生生物医学人才评价和激励机制，释放各类人才创新活力。设立再生生物医学相关学科或院系，集中学科力量，开设再生生物医学领域及与其他学科领域交叉的课程，以重点培养创新学术和技术人才，提升学科水平，推动领域发展。

二、构建再生生物医学源头创新投入机制

紧密结合再生生物医学创新特点，多渠道保障创新投入。增加国家财政资金对再生生物医学领域投入的总量和比重。同时，积极引导企业、社会加大对该领域投资力度，形成财政资金、金融资本、社会资本多元投入共同支持再生生物医学发展的新格局。促进资本等要素在不同创新阶段的合理配置，加大对基础性、前沿性研究的支持力度，提升再生生物医学领域的原始创新能力。建立长期稳定的经费投入机制，形成以人为本、支持原创、利于优秀团队成长的新局面。

三、提升再生生物医学领域科技普及能力

建设一批国家再生生物医学科普示范基地，加强对再生生物医学发展的正面宣传和舆论引导；设置再生生物医学科普创作专项基金，大幅提高再生生物医学高水平科普产品的供给能力；设立"再生生物医学日"，积极促进理解、支持、共享再生生物医学成果成为全社会共识，为推动再生生物医学发展营造优良社会环境。

科普宣传是再生生物医学领域治理的重要内容。加强伦理、法律和科普宣传，有利于实现创新主体与公众的交流与沟通，有

利于提升治理成效。应积极面向公众开展生物技术科普宣传，提高正确宣传再生生物医学领域创新活动的能力，广泛开展形式多样的科学普及与传播活动；加强创新主体与公众互动，引导公众积极参与创新活动。与此同时，随着《生物安全法》的出台，以及生物安全在当今时代的重要性和紧迫性日益凸显，应在精神文明创建活动和国家普法教育中增加有关生物安全的内容，积极引导创新主体和公众增强生物安全意识。

四、加强再生生物医学领域人才队伍建设

再生生物医学领域的治理，需要相关治理人才的深度参与，应加强生物技术治理人才队伍建设。具体包括四个方面。

其一，建立跨部门协调机制，统筹规划再生生物医学领域治理人才队伍建设。由于再生生物医学领域治理需要多学科人才的深度参与，因此必须建立相应的统筹规划机制，整合相关教育培训资源，进一步加强再生生物医学领域治理人才队伍建设以及国家和省级再生生物医学领域治理人才库和人才信息网络平台建设。

其二，建设国家再生生物医学领域治理人才培养基地。从治理师资队伍、专业学科建设入手。一方面，加快高水平的再生生物医学领域治理师资队伍建设，加快国际高端治理人才的引进和本土治理人才的培养；另一方面，加快再生生物医学领域治理交叉学科建设，支持生物学与法学、伦理学、社会学、管理学等人文社会科学的交叉学科建设，鼓励有条件的高等学校设立生物技术治理硕士、博士学位授予点，培养再生生物医学领域治理专业人才。

其三，针对再生生物医学领域治理的特点，制定再生生物医

学领域治理的培训规划，对可能涉及再生生物医学领域创新的党政领导干部、企事业单位管理人员、专业技术人员、教师等开展治理能力培训，提高其治理水平。

其四，完善吸引、使用和管理再生生物医学领域治理人才相关制度，即通过优化治理人才结构来促进相关人才合理流动。与此同时，根据《公务员法》的相关规定，制定再生生物医学领域治理部门公务员管理制度，按照国家职称制度改革总体要求以及再生生物医学领域治理的特殊性，建立健全再生生物医学领域治理人才的专业技术评价体系等。

第四节　监管和治理体系

多元化发展是社会健康的基本特征，也是国家或政府追求的基本政策目标。作为国家生物技术战略的基石，再生生物医学的发展和推广应"以符合中国价值观和道德行为准则的方式"进行。再生生物医学发展要积极应对面临的伦理挑战，为科学和生物技术创新主体界定基本的伦理规范和可接受的行为准则。

当前，再生生物医学道德伦理、法律规制等新问题日益凸显，且技术风险受益比尚不确定。因此，要综合应用多元应对策略和多种治理模式，长期持续性地评估伦理风险和技术发展收益，灵活调整治理策略，硬法和软法相结合，充分发挥政府强有力的法律规范调整作用以及审慎监管职能，辅之以科学共同体自治、技术防控措施等，充分考量多方主体利益。积极加强国际层面合作对话，形成多层次全方位一体化的综合性治理模式，多向推动再生生物医学领域的健康发展。应坚持以马克思列宁主义、毛泽东思想、邓小平理论、"三个代表"重要思想、科学发展观、习近平新时代中国特色社会主义思想为指导，树立"以人为本"的治理理念。这既是总体性的指引理念，也是具体治理实践中必须贯彻实施的理念。在此理念指导下，争取到2035年，实现把我国建设成为生物技术创新能力与治理水平较高国家的中期目标。同时，要进一步完善再生生物医学领域治理体系，提升国家生物技术创新与治理能力，确保再生生物医学领域的发展水平能够有效支撑健康中国、创新型国家建设。

一、完善我国再生生物医学领域综合性治理体系

在国家整体增加科学技术发展公共经费的基础上，应支持将再生生物医学领域发展的公共经费的部分资金作为该领域治理体系构建经费，用于建立健全机构设置、委员会架构和机制建设等。国家科技伦理委员会已于2019年正式成立，未来要积极打造以国家科技伦理委员会为中心、由省级科技伦理委员会和创新主体机构内伦理委员会为重要组成部分的综合性治理体系。这一综合性治理体系，既要发挥国家科技伦理委员会对全国再生生物医学领域治理的统筹协调之职能，也要发挥省级科技伦理委员会对辖区内再生生物医学领域治理的常规管理和服务之职能，以及创新主体机构内伦理委员会对于再生生物医学领域的伦理审查和监督之职能。进一步建立健全省级科技伦理委员会，不断完善我国再生生物医学领域综合性治理体系。

在政府层面，应设立政府伦理政策中心，即在卫生健康部门、科技管理部门、科学技术协会、中国科学院等的政策部门设立包

括再生生物医学在内的生命科学领域伦理、法律和社会合集问题的政策研究中心，并充分发挥其在再生生物医学领域治理中的重要作用。这些伦理政策研究中心，应当及时回应当前的政策需求、规划和政策制定中所面临的生命伦理问题。另外，要充分发挥这些伦理政策研究中心的作用，就必须给予其足够的权限、资源和制度性保障，这样才能确立政府各部门在科技伦理反思、社会问题分析和法律、政策制定中的重要角色地位。当然，这一角色作用的发挥，还有赖于跨学科的思考，政府统筹协调，相关法律规范、制度监管和科学资源负责部门之间的联系和沟通。

二、加强再生生物医学领域教育培训

教育培训是再生生物医学领域创新主体以及监管机构理解和提高专业知识的主要手段。经过调研发现，当前生物技术领域的科研人员的生命伦理、法律意识主要基于对特定问题的反应，通过自学或作为个人职业责任来坚守。然而，推荐的教育模式是定期、有计划和连贯一致的伦理教育和培训活动，具体包括密集的外部伦理课程、会议、讲习班 / 圆桌会议、道德政策研讨会等。教育活动主体包括科研机构、高等院校、企事业单位以及政府机构等，各机构可单独或合作开展重大伦理教育活动。与此同时，各级、各机构伦理委员会和伦理顾问应承担伦理教育和培训的主要职责，并成为伦理教育和培训的主要受益者之一。目前，已经有越来越多的伦理机构被指定为示范和发展伦理教育项目的牵头部门。

要注重考虑伦理教育和培训的目的，即培育创新主体的伦理意识。因此，必须明确创新主体机构作为再生生物医学研究及应用治理主体的责任，坚持以人民为中心的发展思想，不断加强再生生物医学领域科研人员及其他工作人员的伦理、法律教育和培训，逐步强化包括科研人员、学生、企业研发人员、创新工作管理人员在内的生物技术创新、转化与应用人员的负责任创新理念，引导各创新主体进行负责任的创新。

三、制定适应再生生物医学产业特点的法律规范

目前我国再生生物医学领域立法相对滞后、相关法律仍不够健全。应适时建立健全再生生物医学领域的立法机制，提高再生生物医学领域立法成效，加快再生生物医学领域立法进程。要加大再生生物医学领域立法前瞻性研究力度。在相应立法准备阶段，钻研并吃透现有法律体系的问题、欧美发达国家相关经验教训以及立法筹备规划等；做好立法后评估工作，即立法过程的结束只是法制建设的开始，要通过具体的实践去检验法律施行的效果，针对出现的问题做出评估，并回馈给立法机关。

首先，加强再生生物医学领域相关立法研究。加速制定、修订再生生物医学领域相关法律法规，加强知识产权保护，构建保障再生生物医学及产业健康发展的法律体系。加强再生生物医学科研活动的诚信管理，建立健全职责明确、高效协同的科研诚信管理体系。成立国家再生生物医学专家伦理委员会，健全伦理审查机构，制定包容审慎的审查标准，形成权益、风险、责任、奖罚平衡的伦理风险防控体系和负责任的创新监管体系。

其次，应在再生生物医学领域立法后的评估基础上，通过加强再生生物医学领域法律修改和立法解释，及时有效回应再生生物医学领域所产生的新问题，从而使相关法律能够更好服务于再

生生物医学领域的发展。在再生生物医学领域现有行政法规基础上，及时总结经验教训，研究制定再生生物医学领域基础性法律的必要性和可行性。此外，还应增强立法透明度，拓宽企业、行业协会和社会公众参与立法的渠道，从而使再生生物医学领域立法能更好地反映多方利益诉求，并使其相关权益得到维护和保障。

最后，设立国家再生生物医学创新示范区，推动再生生物医学产业创新政策的先行先试，加速再生生物医学成果转化和产业集聚。分类研究制定适应不同发展阶段和领域的再生生物医学企业创新发展政策。建立健全再生生物医学产业监测评估体系，加强再生生物医学相关标准制定，完善再生生物医学创新产品行业准入、审评审批、政府采购、定价及医保等相关配套政策。

四、建设再生生物医学领域科学管理与监督体系

行政管理机制是实现再生生物医学领域治理的重要因素。应从区域和行业治理举措、治理服务队伍、伦理风险预警应急机制以及创新主体社会信用机制四个方面不断完善再生生物医学领域行政管理机制。

其一，制定并实施区域和行业再生生物医学领域治理措施，具体包括：建立健全再生生物医学领域治理工作审议制度，扶持符合"以人为本"理念的高质量创新和产业发展项目。

其二，充实再生生物医学领域治理服务队伍。在机构设置上，可根据经济社会发展需要，在县级以上人民政府设立相应的再生生物医学领域治理服务机构，并通过相应的治理教育和业务培训，提高治理服务人才的素质及治理服务能力。

其三，建立再生生物医学领域伦理、法律和社会等风险预警

应急机制。发布再生生物医学领域发展治理评估报告，针对可能发生的涉及面广、影响大的再生生物医学领域伦理争议事件制定应急预案，妥善应对，以控制和减轻再生生物医学领域因伦理争议而带来的损害。

其四，建立再生生物医学领域创新主体社会信用机制，即把对创新主体治理建设的评估纳入社会信用制度中，建立相应的信用记录档案，建立失信惩戒等诚信管理制度。

第五节　国际合作

守望相助融合发展，构建合作共赢伙伴关系。积极发起和组织再生生物医学领域国际大科学计划和大科学工程，主动参与重大国际科技合作规则制定。推进与国际领先再生生物医学研究机构的国际互认，共享科技发展资源。不断深化与世界各国的再生生物医学交流合作，携手解决人类社会面临的共同挑战，构建人类命运共同体。

尽管各国共同应对挑战的难度不断加大，但随着再生生物医学技术的全球化快速发展，共同解决全球性伦理挑战也越发必要。针对再生生物医学在内的生物技术领域，各国都应当加强合作，积极提供资金支持。发展中国家必须得到真正开放的贸易和投资机会，得到更多科技发达国家的支持和帮助，各国及科研机构之间需要更多的沟通协调，才能更好地支持疫情之下的全球经济复苏，更快推动全球科技发展。

参考借鉴国外较为成熟的再生生物医学领域治理体系的经验，

要加强关于再生生物医学领域治理的国际沟通交流，建立和完善我国再生生物医学领域治理国际沟通交流机制。主要途径有：其一，加强国际和区域再生生物医学领域治理信息资源及基础设施建设与利用的交流合作。其二，鼓励开展再生生物医学领域治理人才培养的对外合作：一方面，引导公派留学生、鼓励自费留学生选修再生生物医学领域治理的相关专业；另一方面，支持引进或聘用海外再生生物医学领域治理高层次人才，构建海外与本土相结合的人才培养机制。其三，积极参与国际再生生物医学领域治理秩序的构建及国际组织有关活动议程，最大程度贡献再生生物医学领域治理的中国经验和中国力量。

主要参考文献

Alarçin E, Lee T Y, Karuthedom S, et al. 2018. Injectable shear-thinning hydrogels for delivering osteogenic and angiogenic cells and growth factors. Biomaterials Science, （6）: 1604-1615.

Boyiadzis M, Agha M, Redner R L, et al. 2017. Phase 1 clinical trial of adoptive immunotherapy using "off-the-shelf" activated natural killer cells in patients with refractory and relapsed acute myeloid leukemia. Cytotherapy, （10）: 1225-1232.

Chang Q, Wang J, Li Q, et al. 2015. Virally mediated *Kcnq1* gene replacement therapy in the immature scala media restores hearing in a mouse model of human Jervell and Lange-Nielsen deafness syndrome. EMBO Molecular Medicine, 7: 1077-1086.

Daher M, Rezvani K. 2021. Outlook for new CAR-based therapies with a focus on CAR NK cells: what lies beyond CAR-engineered T cells in the race against cancer. Cancer Discov, 11（1）: 45-58.

Depil S, Duchateau P, Grupp S A, et al. 2020. "Off-the-shelf" allogeneic CAR T cells: development and challenges. Nat Rev Drug Discov, 19（3）: 185-199.

Ding L, Yan G, Wang B, et al. 2018. Transplantation of UC-MSCs on collagen scaffold activates follicles in dormant ovaries of POF patients with long history of infertility. Science China Life Sciences, 61: 1554-1565.

Fan Z, Kong M, Dong W, et al. 2022. Trans-activation of eotaxin-1 by Brg1 contributes to liver regeneration. Cell Death & Disease, 13: 495.

Feng T, Meng J, Kou S, et al. 2019. CCN1-induced cellular senescence promotes heart regeneration. Circulation, 139: 2495-2498.

Ferrua F, Aiuti A. 2017. Twenty-five years of gene therapy for ADA-SCID: from bubble babies to an approved drug. Hum Gene Ther, 28: 972-981.

Finger E B, Bischof J C. 2018. Cryopreservation by vitrification: a promising approach for transplant organ banking. Current Opinion in Organ Transplantation, 23: 353-360.

Gao G, Schilling A F, Yonezawa T, et al. 2014. Bioactive nanoparticles stimulate bone tissue formation in bioprinted three-dimensional scaffold and human mesenchymal stem cells. Biotechnol J, 9（10）: 1304-1311.

Ge L J, Yang F H, Li W, et al. 2020. *In vivo* neuroregeneration to treat ischemic stroke through NeuroD1 AAV-based gene therapy in adult non-human primates. Frontiers in Cell and Developmental Biology, 8: 590008.

Godfrey D I, MacDonald H R, Kronenberg M, et al. 2004. NKT cells: what's in a name?. Nat Rev Immunol, 4: 231-237.

Goldman J A, Poss K D. 2020. Gene regulatory programmes of tissue regeneration. Nat Rev Genet, 21: 511-525.

Han M, Li C, Zhang C, et al. 2022. Single-cell transcriptomics reveals the natural product Shi-Bi-Man promotes hair regeneration by activating the FGF pathway in dermal papilla cells. Phytomedicine, 104: 154260.

Howell W M, Carter V, Clark B. 2010. The HLA system: immunobiology, HLA typing, antibody screening and crossmatching techniques. Journal of Clinical Pathology, 63: 387-390.

Jiang P, Tang X, Wang H, et al. 2019. Collagen-binding basic fibroblast growth factor improves functional remodeling of scarred endometrium in uterine infertile women: a pilot study. Science China Life Sciences, 62: 1617-1629.

Jinek M, Chylinski K, Fonfara I, et al. 2012. A programmable dual-RNA-guided DNA endonuclease in adaptive bacterial immunity. Science, 337: 816-821.

Kim J, Koo B K, Knoblich J A. 2020. Human organoids: model systems for human biology and medicine. Nat Rev Mol Cell Biol, 21: 571-584.

Kinoshita S, Koizumi N, Ueno M, et al. 2018. Injection of cultured cells with a ROCK inhibitor for bullous keratopathy. N Engl J Med, 378: 995-1003.

Kong Z, Hu J J, Ge X L, et al. 2018. Preserving hepatic artery flow during portal triad blood occlusion improves regeneration of the remnant liver in rats with obstructive jaundice following partial hepatectomy. Experimental and Therapeutic Medicine, 16: 1910-1918.

Lancaster M A, Renner M, Martin C-A, et al. 2013. Cerebral organoids model human brain development and microcephaly. Nature, 501: 373-379.

Langer R, Vacanti J P. 1993. Tissue engineering. Science, 260: 920-926.

Längin M, Mayr T, Reichart B, et al. 2018. Consistent success in life-supporting porcine cardiac xenotransplantation. Nature, 564: 430-433.

Li G, Zheng T, Wu L, et al. 2021a. Bionic microenvironment-inspired synergistic effect of anisotropic micro-nanocomposite topology and biology cues on peripheral nerve regeneration. Sci Adv, 7: eabi5812.

Li H, Wei X, Zhou L, et al. 2021b. Dynamic cell transition and immune response landscapes of axolotl limb regeneration revealed by single-cell analysis. Protein & Cell, 12: 57-66.

Lin H, Cheng J, Mu W, et al. 2021. Advances in universal CAR-T cell therapy. Front Immunol, 12: 744823.

Liu G H, Suzuki K, Li M, et al. 2014. Modelling Fanconi anemia pathogenesis and therapeutics using integration-free patient-derived iPSCs. Nature communications, 5: 4330.

Liu Z, Wu H, Jiang K, et al. 2016. MAPK-mediated YAP activation controls mechanical-tension-induced pulmonary alveolar regeneration. Cell Reports, 16: 1810-1819.

Liu X, Zhou Q, Huang Y, et al. 2022. Nicotinamide improves *in vitro* lens regeneration in a mouse capsular bag model. Stem Cell Research & Therapy, 13: 198.

Lu T, Yang B, Wang R, et al. 2020. Xenotransplantation: current status in preclinical research. Front Immunol, 10: 3060.

Matai I, Kaur G, Seyedsalehi A, et al. 2020. Progress in 3D bioprinting technology for tissue/organ regenerative engineering. Biomaterials, 226: 119536.

Mora C, Serzanti M, Consiglio A, et al. 2017. Clinical potentials of human pluripotent stem cells. Cell Biol Toxicol, 33: 351-360.

Murphy S V, Atala A. 2014. 3D bioprinting of tissues and organs. Nat Biotechnol, 32: 773-785.

Naldini L. 2011. Ex vivo gene transfer and correction for cell-based therapies. Nat Rev Genet, 12: 301-315.

Rao J S, Zhao C, Zhang A, et al. 2018. NT3-chitosan enables de novo regeneration and functional recovery in monkeys after spinal cord injury. PNAS, 115: e5595-e5604.

Schmidt P, Raftery M J, Pecher G. 2020. Engineering NK Cells for CAR therapy-recent advances in gene transfer methodology. Front Immunol, 11: 611163.

Shen H, Wu S, Chen X, et al. 2020. Allotransplantation of adult spinal cord tissues after complete transected spinal cord injury: long-term survival and functional recovery in canines. Science China Life Sciences, 63: 1879-1886.

Takebe T, Sekine K, Enomura M, et al. 2013. Vascularized and functional human liver from an iPSC-derived organ bud transplant. Nature, 499: 481-484.

Tao J, Chen Y, Zhuang Y, et al. 2022. Inhibition of hedgehog delays liver regeneration through disrupting the cell cycle. Current Issues in Molecular Biology, 44: 470-482.

Tang F, Tang J, Zhao Y, et al. 2022. Long-term clinical observation of patients with acute and chronic complete spinal cord injury after transplantation of NeuroRegen scaffold. Science China Life Sciences, 65: 909-926.

Wang C, Yang Z Z, Guo F H, et al. 2019a. Heat shock protein DNAJA1 stabilizes PIWI proteins to support regeneration and homeostasis of planarian *Schmidtea mediterranea*. Journal of Biological Chemistry, 294: 9873-9887.

Wang L, Qiu Y, Guo Y, et al. 2019b. Smart, elastic, and nanofiber-based 3D scaffolds with self-deploying capability for osteoporotic bone regeneration. Nano Lett, 19: 9112-9120.

Wang S, Zheng Y, Li J, et al. 2020. Single-cell transcriptomic atlas of primate ovarian aging. Cell, 180: 585-600.

Wang Y, Liu Q, Zhang B, et al. 2021. High damage-tolerance bio-inspired B4C/2024Al composites with adjustable mechanical performance by tuning ceramic thickness. Materials Science and Engineering: A, 819: 141469.

Wu H, Yu Y, Huang H, et al. 2020. Progressive pulmonary fibrosis is caused by elevated mechanical tension on alveolar stem cells. Cell, 180: 107-121.

Yi S A, Zhang Y, Rathnam C, et al. 2021. Bioengineering approaches for the advanced organoid research. Adv Mater, 33: 2007949.

Young C S, Hicks M R, Ermolova N V, et al. 2016. A single CRISPR-Cas9 deletion strategy that targets the majority of DMD patients restores dystrophin function in hiPSC-derived muscle cells. Cell Stem Cell, 18: 533-540.

Zeng A, Li Y Q, Wang C, et al. 2013. Heterochromatin protein 1 promotes self-renewal and triggers regenerative proliferation in adult stem cells. The Journal of Cell Biology, 201: 409-425.

Zhao A, Qin H, Fu X. 2016. What determines the regenerative capacity in animals?. BioScience, 66: 735-746.

Zhou H, Su J, Hu X, et al. 2020. Glia-to-neuron conversion by CRISPR-CasRx alleviates symptoms of neurological disease in mice. Cell, 181: 590-603.

附　　录

附表 1　我国备案的干细胞临床研究部分项目表

序号	项目名称	合作医院	细胞类型	适应证
1	自体骨髓"间充质干细胞心梗注射液"移植治疗急性心肌梗死的随机、双盲、安慰剂对照、多中心临床试验	中国医学科学院阜外医院	自体骨髓间充质干细胞	急性心肌梗死
2	神经干细胞治疗小儿脑性瘫痪的临床研究	大连医科大学附属第一医院	神经干细胞	小儿脑性瘫痪
3	卵巢早衰合并不孕症患者脐带间充质干细胞移植干预的临床研究	南京大学医学院附属鼓楼医院	脐带间充质干细胞	卵巢早衰合并不孕症
4	人自体支气管基底层细胞治疗间质性肺病的临床研究	上海市东方医院	人自体支气管基底层细胞	间质性肺病
5	异体脂肪来源间充质祖细胞治疗膝骨关节炎的临床研究	上海交通大学医学院附属仁济医院	异体脂肪来源间充质祖细胞	膝骨关节炎
6	卡泊三醇 + 银屑灵优化方联合脂肪原始间充质干细胞治疗中重度寻常型银屑病的随机双盲对照试验	广东省中医院	脂肪原始间充质干细胞	中重度寻常型银屑病
7	人胚胎干细胞来源的神经前体细胞治疗帕金森病	郑州大学第一附属医院	人胚胎干细胞来源的神经前体细胞	帕金森病

续表

序号	项目名称	合作医院	细胞类型	适应证
8	人胚胎干细胞来源的视网膜色素上皮细胞治疗干性年龄相关性黄斑变性	郑州大学第一附属医院	人胚胎干细胞来源的视网膜色素上皮细胞	老年性黄斑变性
9	脂肪间充质干细胞治疗中重度溃疡性结肠炎有效性及安全性的Ⅰ/Ⅱ期随机对照临床研究	聊城市人民医院	脂肪间充质干细胞	中重度溃疡性结肠炎
10	人脐带间充质干细胞治疗银屑病的临床研究	中南大学湘雅医院	人脐带间充质干细胞	银屑病
11	自体骨髓"间充质干细胞心梗注射液"移植治疗急性心肌梗死的随机、双盲、安慰剂对照、多中心临床试验（中国医学科学院阜外医院已经备案的多中心项目）	河北医科大学第一医院	自体骨髓间充质干细胞	急性心肌梗死
12	应用新型干细胞过滤富集器快速制备活性生物材料植骨与自体骨移植进行骨修复的随机、对照临床研究	上海交通大学医学院附属第九人民医院	应用新型干细胞	骨修复
13	自体骨髓干细胞技术重建下鼻甲改善空鼻综合征的研究	上海交通大学医学院附属第九人民医院	自体骨髓干细胞	空鼻综合征
14	随机、阳性对照试验评估人脐带间充质干细胞注射液治疗中重度斑块型银屑病患者的有效性和安全性研究	北京大学第三医院	人脐带间充质干细胞	中重度斑块型银屑病
15	胶原膜复合脐带间充质干细胞治疗子宫内膜瘢痕化、薄型内膜所致不孕症的临床研究	南京鼓楼医院	胶原膜复合脐带间充质干细胞	子宫内膜瘢痕化、薄型内膜所致不孕症
16	脐带间充质干细胞治疗狼疮性肾炎的随机盲态平行对照多中心研究	南京鼓楼医院	脐带间充质干细胞	狼疮性肾炎
17	脐带源间充质干细胞治疗视神经脊髓炎谱系疾病的前瞻性多中心随机对照研究	上海交通大学医学院附属仁济医院	脐带源间充质干细胞	视神经脊髓炎谱系疾病

序号	项目名称	合作医院	细胞类型	适应证
18	卡泊三醇加 PSORI-CM01（银屑灵优化方）联合脂肪原始间充质干细胞治疗中重度寻常型银屑病的随机双盲对照试验（已备案项目变更临床研究方案）	广东省中医院	脂肪原始间充质干细胞	中重度寻常型银屑病
19	间充质干细胞治疗中度难治性溃疡性结肠炎临床研究	河南省人民医院	间充质干细胞	中度难治性溃疡性结肠炎
20	临床级人胚胎干细胞来源的视网膜色素上皮细胞治疗干性老年黄斑变性	首都医科大学附属北京同仁医院	人胚胎干细胞来源的视网膜色素上皮细胞	老年性黄斑变性
21	临床级人胚胎干细胞来源的视网膜色素上皮细胞治疗视网膜色素变性	首都医科大学附属北京同仁医院	人胚胎干细胞来源的视网膜色素上皮细胞	视网膜色素变性
22	脐带间充质干细胞复合胶原支架治疗薄型子宫内膜的临床试验研究	浙江大学医学院附属邵逸夫医院	脐带间充质干细胞	薄型子宫内膜
23	脂肪间充质干细胞治疗COPD 所致肺动脉高压的随机、对照临床研究	聊城市人民医院	脂肪间充质干细胞	COPD 所致肺动脉高压
24	人脐带间充质干细胞（19# 释胞儿®-LC）治疗失代偿期乙型肝炎肝硬化的临床研究	中南大学湘雅医院	人脐带间充质干细胞	失代偿期乙型肝炎肝硬化
25	人脐带间充质干细胞治疗乙型病毒性肝炎肝硬化失代偿期的临床研究	武汉大学中南医院	人脐带间充质干细胞	乙型病毒性肝炎肝硬化失代偿期
26	人脐带间充质干细胞治疗神经病理性疼痛临床研究	华中科技大学同济医学院附属协和医院	人脐带间充质干细胞	神经病理性疼痛
27	人胚胎干细胞来源间充质样细胞对半月板损伤的安全性及耐受性研究	华中科技大学同济医学院附属同济医院	人胚胎干细胞来源间充质样细胞	半月板损伤
28	脐带间充质干细胞治疗中重度难治性系统性红斑狼疮的临床应用研究	中国科学技术大学附属第一医院（安徽省立医院）	脐带间充质干细胞	中重度难治性系统性红斑狼疮

续表

序号	项目名称	合作医院	细胞类型	适应证
29	ANGE-S001 治疗小儿脑瘫的单中心随机安慰剂平行对照临床研究	安徽医科大学第一附属医院	ANGE-S001	小儿脑瘫
30	人脐带间充质干细胞（19# 释胞儿®-CSD）治疗子宫创伤性愈合不良的临床研究	中南大学湘雅医院	人脐带间充质干细胞	子宫创伤性愈合不良
31	人脐带间充质干细胞（19# 释胞儿®-OA）治疗骨关节炎安全性和有效性研究	中南大学湘雅医院	人脐带间充质干细胞	骨关节炎
32	人胚胎干细胞来源间充质样细胞治疗中重度宫腔粘连的临床安全性研究	华中科技大学同济医学院附属同济医院	人胚胎干细胞来源间充质样细胞	中重度宫腔粘连
33	人脐带源间充质干细胞治疗乙型病毒性肝炎肝硬化（代偿期）随机双盲对照临床研究	武汉大学人民医院	人脐带源间充质干细胞	乙型病毒性肝炎肝硬化（代偿期）
34	不同移植途径下人脐带间充质干细胞治疗 2 型糖尿病的随机、平行、对照的安全性和有效性的临床研究	北京大学深圳医院	人脐带间充质干细胞	2 型糖尿病
35	人胚胎干细胞来源间充质样细胞治疗原发性卵巢功能不全的临床耐受性研究	郑州大学第一附属医院	人胚胎干细胞来源间充质样细胞	原发性卵巢功能不全
36	脐带间充质干细胞对乙肝肝硬化失代偿期患者肝再生作用的临床研究	兰州大学第一医院	脐带间充质干细胞	乙肝肝硬化失代偿期
37	人源性神经干细胞治疗缺血性卒中的单中心随机对照研究	上海交通大学医学院附属仁济医院	人源性神经干细胞	缺血性卒中
38	一项评价脐带间充质干细胞（UC-MSCs）在中重度溃疡性结肠炎（UC）受试者中的有效性和安全性的单中心、随机、开放、安慰剂对照临床研究	青岛大学附属医院	脐带间充质干细胞	中重度溃疡性结肠炎（UC）

序号	项目名称	合作医院	细胞类型	适应证
39	人源神经干细胞治疗帕金森病的安全性和有效性临床研究	中国医学科学院北京协和医院	人源神经干细胞	帕金森病
40	脐带间充质干细胞治疗狼疮肾炎的随机盲态平行对照多中心研究	复旦大学附属中山医院	脐带间充质干细胞	狼疮肾炎
41	人源神经干细胞治疗早发型帕金森病伴运动并发症的安全性与初步有效性评价	上海市同济医院	人源神经干细胞	早发型帕金森病伴运动并发症
42	人胎盘间充质干细胞治疗烧伤患者中厚供皮区创面的随机对照临床研究	郑州市第一人民医院	人胎盘间充质干细胞	烧伤患者中厚供皮区创面
43	脐带间充质干细胞治疗早发性卵巢功能不全的安全性和初步有效性研究	广州医科大学附属第三医院	脐带间充质干细胞	早发性卵巢功能不全
44	"人牙髓间充质干细胞注射液"治疗中重度斑块状寻常型银屑病的单中心、开放性临床研究（Ⅰ/Ⅱa期）	吉林大学第一医院	人牙髓间充质干细胞	中重度斑块状寻常型银屑病
45	宫血干细胞治疗肝功能衰竭的临床研究	浙江大学医学院附属第一医院	宫血干细胞	肝功能衰竭
46	自体骨髓"间充质干细胞心梗注射液"移植治疗急性心肌梗死的随机、双盲、安慰剂对照、多中心临床试验（中国医学科学院阜外医院已经备案的多中心项目）	遵义医学院附属医院	自体骨髓间充质干细胞	急性心肌梗死
47	hUC-MSCs治疗亚急性脊髓损伤的多中心临床研究	中山大学附属第三医院	脐带间充质干细胞	亚急性脊髓损伤
48	hUC-MSCs治疗早慢性脊髓损伤的多中心临床研究	中山大学附属第三医院	脐带间充质干细胞	早慢性脊髓损伤
49	hUC-MSCs治疗晚慢性脊髓损伤的多中心临床研究	中山大学附属第三医院	脐带间充质干细胞	晚慢性脊髓损伤

序号	项目名称	合作医院	细胞类型	适应证
50	脐带间充质干细胞治疗糖尿病肾病	昆明市延安医院	脐带间充质干细胞	糖尿病肾病
51	人脐带来源的间充质干细胞联合现代康复治疗儿童脑性瘫痪的安全性和有效性的临床研究	十堰太和医院	人脐带来源的间充质干细胞	儿童脑性瘫痪
52	脐带间充质干细胞治疗早发性卵巢功能不全的临床研究	南京大学医学院附属鼓楼医院	脐带间充质干细胞	早发性卵巢功能不全
53	异体人牙髓干细胞治疗慢性牙周炎临床研究（牙周基础治疗联合人牙髓间充质干细胞注射液治疗慢性中度牙周炎的随机、开放、对照临床研究）	首都医科大学附属北京口腔医院	异体人牙髓干细胞	慢性中度牙周炎
54	人脐带间充质干细胞注射液治疗膝骨关节炎的安全性与有效性临床研究	广州医科大学附属第二医院	人脐带间充质干细胞	膝骨关节炎
55	宫血干细胞治疗乙型肝炎后肝硬化失代偿期的临床研究	树兰（杭州）医院	宫血干细胞	乙型肝炎后肝硬化失代偿期
56	人脐带间充质干细胞治疗心衰的临床研究	上海市东方医院（同济大学附属东方医院）	人脐带间充质干细胞	心衰
57	脐带间充质干细胞治疗2型糖尿病肾病的多中心临床研究	上海市东方医院（同济大学附属东方医院）	脐带间充质干细胞	2型糖尿病肾病
58	间充质干细胞治疗克罗恩病肛瘘的临床试验研究	中山大学附属第六医院	间充质干细胞	克罗恩病肛瘘
59	脐带间充质干细胞治疗狼疮性肾炎的随机盲态平行对照多中心研究	江苏省人民医院	脐带间充质干细胞	狼疮性肾炎
60	应用自体经血源间充质干细胞修复宫腔粘连的临床研究	中国医科大学附属盛京医院	自体经血源间充质干细胞	宫腔粘连

序号	项目名称	合作医院	细胞类型	适应证
61	人自体支气管基底层细胞移植治疗慢性阻塞性肺病的实验性医学研究	广州医科大学附属第一医院	人自体支气管基底层细胞	慢性阻塞性肺病
62	脐带间充质干细胞治疗狼疮性肾炎的随机盲态平行对照多中心研究	复旦大学附属华山医院	脐带间充质干细胞	狼疮性肾炎
63	人羊膜上皮干细胞移植治疗卵巢早衰的临床研究	中国福利会国际和平妇幼保健院	人羊膜上皮干细胞	卵巢早衰
64	人脐带间充质干细胞治疗膝骨关节炎的临床研究	华中科技大学同济医学院附属协和医院	人脐带间充质干细胞	膝骨关节炎
65	人羊膜上皮干细胞预防造血干细胞移植后急性移植物抗宿主病单臂临床研究	北京大学人民医院	人羊膜上皮干细胞	造血干细胞移植后急性移植物抗宿主病
66	宫血干细胞治疗轻度阿尔茨海默病的安全性和初步有效性的临床研究	浙江医院	宫血干细胞	轻度阿尔茨海默病
67	人羊膜上皮干细胞治疗难治性重度宫腔粘连的临床研究	浙江大学医学院附属第二医院	人羊膜上皮干细胞	难治性重度宫腔粘连
68	脐带间充质干细胞治疗狼疮性肾炎的随机盲态平行对照多中心研究	上海交通大学医学院附属仁济医院	脐带间充质干细胞	狼疮性肾炎
69	宫血干细胞治疗酒精性肝硬化失代偿期的临床研究	海南省人民医院	宫血干细胞	酒精性肝硬化失代偿期
70	宫血干细胞治疗2019-nCoV病毒导致的急性肺损伤（肺炎）的临床研究	浙江大学医学院附属第一医院	宫血干细胞	2019-nCoV病毒导致的急性肺损伤（肺炎）
71	人胚胎干细胞来源M细胞（CAStem）治疗重症新型冠状病毒（2019-nCoV）肺炎及急性呼吸窘迫综合征的安全性和有效性研究	首都医科大学附属北京佑安医院	人胚胎干细胞来源M细胞	重症新型冠状病毒肺炎及急性呼吸窘迫综合征

序号	项目名称	合作医院	细胞类型	适应证
72	人胚胎干细胞来源 M 细胞（CAStem）治疗重症新型冠状病毒（2019-nCoV）肺炎及急性呼吸窘迫综合征的安全性和有效性研究	哈尔滨医科大学附属第一医院	人胚胎干细胞来源 M 细胞	重症新型冠状病毒肺炎及急性呼吸窘迫综合征
73	人脐带间充质干细胞治疗新型冠状病毒感染所致重症及危重症肺炎的安全性和有效性临床研究	武汉大学中南医院	人脐带间充质干细胞	新型冠状病毒感染所致重症及危重症肺炎
74	间充质干细胞治疗新型冠状病毒肺炎重症患者的安全性和有效性随机、对照临床研究	广州医科大学附属第一医院	间充质干细胞	新型冠状病毒肺炎重症
75	脐带血巨核系祖细胞注射液防治急性白血病化疗后血小板减少症的随机、双盲、安慰剂平行对照临床试验	广东省人民医院	脐带血巨核系祖细胞	急性白血病化疗后血小板减少症
76	人羊膜间充质干细胞改善卵巢功能减退女性生育结局的临床研究	江苏省人民医院	人羊膜间充质干细胞	卵巢功能减退
77	脐带间充质干细胞治疗重度慢性放射性肠炎有效性的观察性研究	上海市第十人民医院	脐带间充质干细胞	重度慢性放射性肠炎
78	脐带间充质干细胞治疗激素耐药的重度急性移植物抗宿主病的临床研究	福建医科大学附属协和医院	脐带间充质干细胞	激素耐药的重度急性移植物抗宿主病
79	脐带间充质干细胞移植治疗乙肝后终末期肝硬化的单中心、前瞻性临床研究	四川省人民医院	脐带间充质干细胞	乙肝后终末期肝硬化
80	脐带间充质干细胞治疗糖皮质激素耐药的慢性广泛性皮肤移植物抗宿主病的临床研究	西安高新医院	脐带间充质干细胞	糖皮质激素耐药的慢性广泛性皮肤移植物抗宿主病
81	人脐带间充质干细胞治疗膝关节骨性关节炎的随机、双盲、对照临床研究	中山大学孙逸仙纪念医院	人脐带间充质干细胞	膝骨关节炎

序号	项目名称	合作医院	细胞类型	适应证
82	评价脐带间充质干细胞（BL173-hUMSCs）治疗膝骨关节炎的安全性、有效性的多中心、随机、双盲临床研究	上海交通大学医学院附属仁济医院	脐带间充质干细胞	膝骨关节炎
83	脐带间充质干细胞治疗乙型肝炎相关性肝硬化失代偿期患者的探索性临床试验	上海市第一人民医院	脐带间充质干细胞	乙型肝炎相关性肝硬化
84	胎盘间充质干细胞凝胶治疗放射性皮肤损伤临床研究	云南省肿瘤医院	胎盘间充质干细胞	放射性皮肤损伤
85	牙髓间充质干细胞治疗新型冠状病毒所致重症肺炎的临床研究	武汉大学人民医院	牙髓间充质干细胞	新型冠状病毒所致重症肺炎
86	牙髓间充质干细胞治疗2019-nCoV病毒导致的重度急性肺损伤的安全性和有效性临床研究	武汉大学人民医院	牙髓间充质干细胞	2019-nCoV病毒导致的重度急性肺损伤
87	CAStem细胞药物治疗重型新冠肺炎研究	武汉市传染病医院	CAStem细胞	重型新冠肺炎

附表 2　我国干细胞药物注册临床试验
默示许可部分项目表

序号	登记号 / 受理号	申办方	药物名称	适应证	研究分期
1	CTR20220069	华夏源细胞工程集团股份有限公司	ELPIS人脐带间充质干细胞注射液	中、重度慢性斑块型银屑病	Ⅰ期
2	CTR20213380	江苏得康生物科技有限公司	异体人源脂肪间充质干细胞注射液	克罗恩病的复杂肛瘘	Ⅰ / Ⅱ期
3	CTR20212223	天津昂赛细胞基因工程有限公司	注射用间充质干细胞（脐带）	慢加急性（亚急性）肝衰竭	Ⅰ / Ⅱ期

序号	登记号/受理号	申办方	药物名称	适应证	研究分期
4	CTR20212107	青岛奥克生物开发有限公司	人脐带间充质干细胞注射液	主要用于炎症性肠病，即中、重度溃疡性结肠炎，并可预防溃疡性结肠炎的复发	I期
5	CTR20211389	北京三有利和泽生物科技有限公司，首都医科大学	人牙髓间充质干细胞注射液	慢性牙周炎，如慢性牙周炎所致的牙周骨组织缺损	I期
6	CTR20210039	上海爱萨尔生物科技有限公司	人脐带间充质干细胞注射液	膝骨关节炎	II期
7	CTR20201577	天津昂赛细胞基因工程有限公司	注射用间充质干细胞（脐带）	难治性急性移植物抗宿主病	I期
8	CTR20201158	北京汉氏联合生物技术股份有限公司	人胎盘间充质干细胞凝胶	糖尿病足溃疡	I期
9	CTR20200887	铂生卓越生物科技（北京）有限公司	人脐带间充质干细胞注射液	激素治疗失败的急性移植物抗宿主病	II期
10	CTR20132698	中国医学科学院基础医学研究所	骨髓原始间充质干细胞	恶性血液病、移植物抗宿主病	II期
11	CTR20132028	北京源和发生物技术有限公司，泰达国际心血管病医院	间充质干细胞心梗注射液	急性心梗恢复期心功能不全的患者：①急性心肌梗死患者经非侵入的传统治疗方法疗效较差者；②急性心肌梗死经冠状动脉内介入术后或冠状动脉旁路移植术后心功能不全者	I期
12	CTR20132003	中国医学科学院基础医学研究所	骨髓原始间充质干细胞	恶性血液病、移植物抗宿主病	II期

序号	登记号 / 受理号	申办方	药物名称	适应证	研究分期
13	CXSL2101353	江苏拓弘康恒医药有限公司	人源 TH-SC01 细胞注射液	非活动性 / 轻度活动性克罗恩病肛瘘	I 期
14	CXSL2101334	广州赛隽生物科技有限公司	CG-BM1 异体人骨髓间充质干细胞注射液	感染引起的中重度成人急性呼吸窘迫综合征	
15	CXSL2000005	北京贝来生物科技有限公司	人脐带间充质干细胞注射液	类风湿关节炎	I / II a 期
16	CXSL2101001	浙江生创精准医疗科技有限公司	宫血间充质干细胞注射液	特发性肺纤维化	
17	CXSL2100056	天津昂赛细胞基因工程有限公司	注射用间充质干细胞（脐带）	急性呼吸窘迫综合征	
18	CTR20211297	广州辑因医疗科技有限公司	CRISPR/Cas9 基因修饰 BCL11A 红系增强子的自体 CD34$^+$ 造血干祖细胞注射液	不能接受常规干细胞移植的输血依赖型 β - 地中海贫血	I 期
19	CXSB1900004	天津麦迪森再生医学有限公司	人原始间充质干细胞	造血干细胞移植后发生的急性和慢性移植物抗宿主病的治疗和预防	
20	CXSL1900075	西比曼生物科技（上海）有限公司，无锡赛比曼生物科技有限公司	自体人源脂肪间充质祖细胞注射液	膝骨关节炎	
21	CXSL1800109	无锡赛比曼生物科技有限公司，西比曼生物科技（上海）有限公司	CBM-ALAM.1 异体人源脂肪间充质祖细胞注射液	膝骨关节炎	II 期

序号	登记号/受理号	申办方	药物名称	适应证	研究分期
22	JXSL1900126	Stemedica Cell Technologies, Inc., 九芝堂美科(北京)细胞技术有限公司	缺血耐受人同种异体骨髓间充质干细胞	缺血性脑卒中	
23	CXSL2100091	江西省仙荷医学科技有限公司	REGEND001细胞自体回输制剂	肺弥散功能障碍的慢性阻塞性肺疾病	
24	CTR20210349	江西省仙荷医学科技有限公司	REGEND001细胞自体回输制剂	早、中期特发性肺纤维化	探索性临床
25	CXSL2101456	上海赛傲生物技术有限公司	人羊膜上皮干细胞注射液	造血干细胞移植后激素耐药型急性移植物抗宿主病	
26	CTR20201158	北京汉氏联合生物技术股份有限公司	人胎盘间充质干细胞凝胶	糖尿病足溃疡	Ⅰ期
27	CXSL2101443	北京泽辉辰星生物科技有限公司	CAStem细胞注射液	急性呼吸窘迫综合征	
28	CXSL2000067	北京泽辉辰星生物科技有限公司,中国科学院动物研究所	M-021001细胞注射液	半月板损伤	Ⅰ/Ⅱ期
29	CXSL2200114	上海泉生生物科技有限公司	人脐带间充质干细胞注射液	注射给药用于轻至中度急性呼吸窘迫综合征	Ⅰ期
30	CXSL2200145	贵州中观生物技术有限公司	人脐带间充质干细胞注射液	膝骨关节炎	Ⅰ期

关键词索引